TRAITÉ

DE

IL'ANGINE GLANDULEUSE

ET

OBSERVATIONS SUR L'ACTION DES EAUX-BONNES

DANS CETTE AFFECTION.

TRAITÉ

DE

L'ANGINE GLANDULEUSE

ET

OBSERVATIONS SUR L'ACTION DES EAUX-BONNES

DANS CETTE AFFECTION,

PRÉCÉDÉS

DE CONSIDÉRATIONS SUR LES DIATHÈSES

PAR

Noël GUENEAU DE MUSSY

Médecin de l'hôpital de la Pitié et de l'École normale supérieure,
Professeur agrégé à la Faculté de médecine de Paris.

———————

PARIS

LIBRAIRIE DE VICTOR MASSON

PLACE DE L'ÉCOLE-DE-MÉDECINE

1857

TABLE ANALYTIQUE.

ERRATA.

—

Page 33, lig. 29, *au lieu de :* affaiblie, *lisez* affaibli.
   65 — 19   —   produire, *lisez* éveiller.
   66 — 2   —   granulée, *lisez* granuleuse.
   66 — 14   —   s'ajoute, *lisez* s'ajoutent.
   68 — 2   —   tantôt, *lisez* ordinairement.
   71 — 6   —   granulée, *lisez* granuleuse.
   73 — 2   —   quelques points, *lisez* plusieurs points.
   75 — 23   —   granulée, *lisez* granuleuse.
   80 — 23   —   de l'angine, *lisez* dans l'angine.
   97 — 34   —   l'autre (,), *lisez* l'autre (;).

INTRODUCTION.

I.

CONSIDÉRATIONS SUR LES DIATHÈSES.

Parmi les maladies, il en est qui ont pour point de
départ une modification accidentelle de l'organisme :
elles dépendent, en général, d'une impression passagère produite sur lui par des agents extérieurs, d'infrac-
tions momentanées aux lois qui régissent l'harmonie de
ses actes, ou de la pénétration dans son sein de principes toxiques ou contagieux. La plupart des maladies
aiguës appartiennent à cette catégorie : elles accomplissent, presque toujours, leur évolution dans un temps
déterminé; puis elles disparaissent sans laisser le plus
souvent d'autres traces qu'une disposition plus grande
de l'économie à recevoir les mêmes impressions morbifiques, et à manifester sous leur influence la même
série de troubles dont elle a déjà été ébranlée; tandis
que, dans d'autres cas, elle semble épuiser en un seul

acte son aptitude à être modifiée par certains agents pathogéniques, et contracte une immunité plus ou moins absolue contre leurs atteintes ultérieures.

D'autres affections, au contraire, ont leur racine dans l'organisme même, soit qu'elles procèdent d'une disposition primordiale, innée, soit qu'il faille imputer leur origine à des influences extérieures longtemps prolongées, à l'abus persévérant des facultés organiques, à des troubles violents et souvent répétés, causés par les emportements des passions ou par les douleurs de l'âme. On les appelle constitutionnelles pour exprimer qu'elles sont dues à une modification générale et profonde de l'être vivant : telles sont presque toutes les maladies chroniques (1).

On donne le nom de diathèses à ces conditions pathogéniques, à ces états morbides constitutionnels qui se révèlent par des manifestations le plus souvent multiples, successives ou simultanées. Les diathèses jouent dans l'étiologie des maladies chroniques un rôle dominateur : souvent originelles, comme implantées dans le germe lui-même par les êtres qui lui ont donné naissance, elles éclatent, sous l'influence de causes occasionnelles, avec

---

(1) Cette proposition, vraie d'une manière générale, comporte cependant des exceptions : ainsi, d'une part, certaines affections accidentelles peuvent prolonger leur durée au delà des limites des maladies aiguës ; et, d'autre part, des affections constitutionnelles peuvent accomplir toutes leurs périodes dans un très court espace de temps. Enfin, certaines maladies, accidentelles à leur origine, comme la syphilis, peuvent imprimer à l'économie une modification durable, quelquefois même indélébile ; et par leur marche, comme par leur influence héréditaire, elles se rapprochent des affections diathésiques.

une énergie proportionnée à la puissance de ces causes
et à la disposition de l'économie à en recevoir l'impression. Elles se propagent sous cette impulsion première
ou sous l'action répétée des conditions qui en ont amené
la première évolution. Une fois développées, elles
s'emparent de l'organisme, deviennent une puissance
dont il est pour ainsi dire vassal, et avec laquelle il doit
compter : tantôt s'y révélant par les manifestations qui
leur appartiennent en propre ; tantôt revêtant les apparences les plus diverses; se masquant quelquefois sous
les formes les plus trompeuses; pouvant affecter les organes les plus différents dans leur texture et dans leurs
attributions fonctionnelles. D'autres fois, elles inter-
viennent dans des actes morbides qu'elles n'ont pas
provoqués, les compliquent, s'y substituent, en altèrent
la physionomie propre, en dévient les tendances naturelles; dans d'autres cas, enfin, elles sont modifiées par
des maladies intercurrentes qui peuvent en étouffer,
passagèrement du moins, les manifestations, ou au contraire leur imprimer une fâcheuse activité.

Diagnostic des affections diathésiques.

Quand les affections diathésiques ne présentent pas des
caractères nettement dessinés, à plus forte raison quand
elles siégent dans des parties inaccessibles à nos regards,
leur détermination est entourée de difficultés que le
médecin doit surmonter à l'aide d'une observation at-
tentive et sagace ; il interroge alors les troubles fonctionnels de l'organe lésé, les produits morbides qu'il peut

fournir, les sympathies éveillées dans d'autres organes, le retentissement ressenti par l'ensemble de l'économie.

Mais, dans un certain nombre de cas, tous ces renseignements sont insuffisants pour fixer le diagnostic, et c'est dans un autre ordre de considérations et d'inductions qu'il faut en chercher les éléments. Il faut tenir compte de la marche de la maladie, des phénomènes qui l'ont précédée ou qui l'accompagnent, remonter jusqu'aux prédispositions héréditaires; en un mot, ne pas considérer l'affection actuelle comme un acte isolé, mais étudier ses rapports avec tous les phénomènes morbides qui l'ont précédée. Ces divers actes morbides ne sont en effet, dans beaucoup de cas, que des épisodes d'une même histoire pathologique, qui peut embrasser toute la vie du sujet et dont il faut saisir le fil à travers tous les incidents qui sont venus s'y mêler. A cette étude, il faut joindre celle des diverses influences qui ont pesé sur l'organisme ; la solution du problème clinique exige quelquefois toutes ces données.

Quelques exemples rendront plus claires ces diverses propositions. Supposons qu'une affection accidentelle, un catarrhe par exemple, se développe sous l'influence des conditions individuelles ou générales qui lui donnent ordinairement naissance, et qu'au lieu de se terminer dans les limites de sa durée habituelle, il tende à persister indéfiniment, sans que cette anomalie puisse être imputée à des erreurs de régime ou à l'intervention nouvelle de la cause productrice de la maladie ; il faut rechercher alors si quelque coefficient diathésique n'est pas venu en modifier les tendances. La chronicité, dans ces maladies, doit presque toujours être attribuée à une complication de cette nature, quand elle n'est pas, bien entendu, le résultat de l'action réitérée des causes morbifiques; car, ainsi que je l'ai déjà dit, les actes morbides, en se répétant, sous l'empire de cette loi d'habitude qui domine les phénomènes de la maladie comme ceux de la santé, finissent quelquefois par créer un état morbide permanent ou une disposition qu'éveillent les causes les plus légères.

Si, maintenant, des signes évidents d'une affection diathésique, du vice herpétique par exemple, se révélaient à l'observation, cette présomption serait appuyée de bien plus nombreuses probabilités; dans les conditions que je suppose, elle deviendrait presque une certitude, ou du moins s'en approcherait autant que le comporte ce genre d'observations, s'il y avait une alternance bien marquée entre la lésion du tégument externe et les troubles de l'organe intérieur.

Tout le monde sait combien on trouve souvent dans la connaissance des antécédents héréditaires des indications précieuses pour le diagnostic et la prophylaxie des maladies; combien cette connaissance importe surtout pour la détermination des affections diathésiques, qui ont une remarquable tendance à se transmettre par hérédité, tantôt avec tous leurs caractères propres, tantôt sous une expression affaiblie ou modifiée: c'est ainsi que, chez les enfants d'un goutteux, des migraines, des névralgies, des dyspepsies, des accès d'asthme, sont souvent les préludes et quelquefois le seul témoignage

de l'héritage arthritique. Mais les maladies qui sont invariables dans leurs manifestations, comme celles qui
donnent naissance à des productions hétéromorphes, le
paraissent également dans leur transmission. Le cancéreux lègue le cancer à sa descendance, et rien ne
prouve jusqu'ici que l'influence d'antécédents tuberculeux puisse s'exprimer. autrement que par la production des tubercules.

Indications thérapeutiques tirées de la considération des diathèses.

C'est dans le traitement des maladies que la considération des diathèses acquiert une importance majeure, et devient la source des indications les plus précises. Quelquefois même ces indications dominent les
autres et doivent attirer toute l'attention du médecin.

Quand un sujet est sous l'influence d'une affection
diathésique, concentrer sur l'affection locale tous les
efforts de la thérapeutique, c'est, dans beaucoup de cas,
une tentative infructueuse, et quelquefois une source de
dangers, si la manifestation qu'on veut réprimer ne
compromet pas l'existence, et si l'action diathésique
peut se porter sur un autre organe dont les fonctions
ne seraient pas troublées sans péril.

Cependant, il n'en faut pas conclure que les manifestations locales doivent toujours être respectées quand
elles ne produisent pas de graves accidents, ou qu'il faille
les négliger pour combattre exclusivement l'affection
constitutionnelle dont elles dérivent. En agir ainsi, et se

confier entièrement à l'effet du traitement général, serait s'exposer à des mécomptes : car certaines lésions diathésiques peuvent persister par une sorte d'habitude morbide, alors que la cause dont elles émanent n'a plus qu'une faible tendance pathogénique; c'est à la sagacité du médecin à déterminer le moment où le traitement local doit intervenir.

Il est des cas où le médecin doit s'abstenir de toute médication contre les affections de cette nature : lorsque la maladie est très ancienne, qu'elle entraîne peu d'inconvénients, et qu'on peut craindre de la voir remplacée par d'autres affections plus graves; surtout si le malade est avancé en âge, à une période de la vie où l'organisme a moins de ressort, moins d'élasticité, si je puis parler ainsi, et supporterait difficilement la suppression d'habitudes, qui sont plus profondément entrées dans ses conditions d'équilibre.

Une donnée très importante, quand il s'agit d'instituer le traitement d'une affection diathésique, est la connaissance des circonstances qui peuvent en favoriser le développement ou les progrès. Il en est, comme la tuberculisation pulmonaire, qu'on ne saurait attaquer de front, qui ont une fatale et irrésistible tendance à détruire les tissus qu'elles occupent. Tous les efforts de l'art ont pour objet, bien moins d'amener la rétrogradation du mal que d'en arrêter les progrès, d'en circonscrire le foyer, d'en atténuer les effets. On doit chercher à obtenir que la marche envahissante du travail diathésique soit enrayée, que la tendance de la diathèse à se révéler par des manifestations nouvelles soit contenue, que la production morbide soit séparée des tissus voisins par un travail d'isolement, témoignant des efforts de l'organisme pour la repousser de son sein ; qu'enfin, elle finisse par être éliminée, et qu'une cicatrice revête ou remplisse la solution de continuité laissée par elle dans la partie du poumon dont elle s'était emparée. Voilà ce que la nature opère quelquefois sous nos yeux. Toute l'attention, toute la sagacité du médecin doivent tendre à connaître les conditions dans lesquelles s'est accomplie une si heureuse solution, et toute la perfection de l'art consiste à les reproduire.

Sans entrer dans le détail de toutes les conditions auxiliaires qui concourent au développement de chaque diathèse, je signalerai, à titre d'exemples, celles qui paraissent exercer l'influence la plus générale et la plus puissante sur leur évolution. En première ligne, vient l'affaiblissement de l'organisme. La vie est une lutte, comme la définissait Bichat, une résistance de la force individuelle contre les forces générales, qui tendent à l'absorber. Toutes les influences morbifiques ont d'autant plus de prise sur l'économie que sa force de résistance est moins développée ; et cette loi (1) est applicable, non-seulement aux causes pathogéniques qui l'attaquent du dehors, aux impressions produites par les agents extérieurs, mais à l'évolution des germes morbides que nous apportons en naissant. Prenons

(1) Les végétaux y sont soumis comme les animaux. Les arbres caducs et malades se couvrent de parasites : on voit dans une forêt de sapins, à côté d'individus forts et vigoureux, de vieux troncs cachés sous les lichens.

pour exemple l'affection tuberculeuse : voyons à quel âge elle se développe.

Dans l'enfance, c'est dans cette période d'accroissement rapide, qui est une cause de dépense, et, pour ainsi dire, de fatigue, pour la force organisatrice ; ou au milieu des orages de la dentition, phénomène dont nous ne comprenons pas les retentissements profonds sur l'organisme. mais qui l'éprouve d'une manière incontestable. Plus tard, c'est après la crise de la puberté ; trop souvent encore chez les femmes, après les épreuves de la parturition ou de la lactation. Les excès qui épuisent, les chagrins qui dépriment la puissance nerveuse, les mauvaises conditions hygiéniques, qui troublent lentement, et quelquefois d'une manière irréparable, le travail de la nutrition, sont encore des causes prédisposantes très actives de cette évolution diathésique.

Certaines maladies ajoutent à cette influence générale celle d'une action déterminante spéciale sur l'organe qui est le siége de prédilection des tubercules : ainsi, la rougeole, la coqueluche ; ainsi un simple rhume, contracté dans certaines conditions, chez des sujets qui n'en avaient pas eu d'atteintes antérieures, et chez qui on ne pouvait constater aucun trouble des fonctions respiratoires, deviennent le signal de l'éclosion de ces productions hétéromorphes. D'une manière générale, certaines causes occasionnelles, impuissantes par elles-mêmes pour créer une manifestation diathésique, peuvent en favoriser le développement quand elles agissent sur l'organe qu'affectent de préférence ces manifestations. C'est ainsi que chez un sujet prédisposé, une contusion du sein peut devenir l'occasion d'une affection cancéreuse de cette glande; qu'un emplâtre irritant, appliqué sur la peau, y provoquera l'explosion d'une éruption dartreuse. Ces deux conditions, la faiblesse générale et une irritation locale, me paraissent être les causes prédisposantes ou occasionnelles les plus puissantes et les plus saisissables des développements diathésiques.

Quand il s'agit donc de prévenir une maladie dont on entrevoit l'imminence, de combattre les influences constitutionnelles, héréditaires ou acquises, qui y prédisposent; ou quand on cherche à limiter les progrès d'une affection diathésique déjà développée, il ne faut pas perdre de vue ces deux conditions, et l'on doit faire tous ses efforts pour y soustraire l'organisme. Elles deviennent la base des indications les plus importantes (1).

(1) Dans la phthisie pulmonaire, par exemple, c'est en répondant à ces deux indications que l'Eau-Bonne, suivant moi, agit d'une manière si remarquable. Ainsi, d'une part en stimulant l'activité des fonctions nutritives, elle relève les forces, augmente la résistance de l'organisme, lui fournit, en quelque sorte, le moyen de lutter avec moins de désavantage contre l'action des causes morbifiques ; et, en réparant la faiblesse des malades, enlève à la diathèse un de ses plus puissants auxiliaires. D'une autre part, cette eau a une action incontestable (*) sur l'état catarrhal, et sur la congestion pulmonaire qui compliquent la phthisie. Bien que ce catarrhe soit un phénomène secondaire, qu'il

(*) Chez les phthisiques soumis à l'usage des Eaux-Bonnes on voit le plus souvent l'expectoration changer de nature : les crachats, de verdâtres deviennent jaunes, puis blanchâtres ; en même temps, ils sont de plus en plus rares, après avoir commencé quelquefois par être plus abondants. L'élément catarrhal est donc profondément modifié par cette médication. Cette modification ne s'arrête pas à la membrane muqueuse, elle atteint souvent le tissu cellulaire sous-muqueux; on voit alors diminuer ou disparaître les altérations de la sonorité, et les bruits morbides qui indiquaient l'état congestif du parenchyme pulmonaire.

II.

DE LA DIATHÈSE HERPÉTIQUE.

A ces considérations qui ont pour objet les diathèses en général, j'ajouterai quelques mots sur la diathèse herpétique dont les manifestations se présentent si nombreuses à l'observation du médecin, et dont l'angine glanduleuse paraît être le plus souvent une dépendance.

§ I. — Définition et limites de la diathèse herpétique.

Cette diathèse qui, sous des noms divers, jouait un rôle important dans la pathologie des anciens, a été étudiée exclusivement dans ses manifestations cutanées par l'école anatomique, et confondue par elle dans la classe mal définie des *Maladies de peau*, où se trouvent réunies, par l'analogie de leurs phénomènes extérieurs, les affections les plus différentes dans leur essence. Cette école, empruntant aux naturalistes une méthode qui ne me paraît pas applicable aux actes vitaux, a minutieusement et subtilement décrit toutes les variétés des lé—

manifeste l'irritation produite par la présence des tubercules, il peut en favoriser les envahissements ultérieurs, au même titre qu'un catarrhe primitif ou qu'une pneumonie idiopathique peuvent, chez un sujet prédisposé, devenir l'occasion d'un premier développement hétéromorphe. Là où l'action vitale est déviée de ses tendances normales, où l'harmonie fonctionnelle est détruite, les influences diathésiques agissent avec plus de puissance, et peuvent modifier la direction du travail morbide qui s'accomplit.

sions dermiques, pour les faire entrer, par groupes
arbitraires, dans les casiers d'une classification qui met
la variole à côté de l'acné ! Elle n'a pas assez cherché à
rattacher ces diverses formes aux conditions dans lesquelles elles se développent, point de vue que je crois
plus médical et plus pratique. Je ne prétends pas cependant que ce point de vue ait été complétement méconnu
par les médecins qui ont poussé si loin l'étude de la
dermatologie; mais il me semble regrettable qu'ils ne
lui aient pas accordé une plus grande importance. Sans
doute ce travail rencontre des difficultés sérieuses; on n'ar-
rivera peut-être pas d'emblée à constituer la diathèse herpétique avec tous ses éléments, à déterminer rigoureusement ses limites; et ce groupe artificiel des maladies de
la peau, créé par Mercurialis, constitué définitivement
et devenu classique par les travaux de Lorry, sera maintenu quelque temps encore, au moins à titre provisoire,
dans les cadres nosologiques, comme un témoignage de
l'imperfection de nos connaissances sur ce sujet.

Tous les auteurs qui se sont occupés de cette question
admettent que la peau peut devenir *malade* sous l'influence de causes très diverses; je vais les énumérer
rapidement (1).

(1) M. le docteur Cazenave, médecin de l'hôpital St-Louis (*Dict. de
médecine*, t. XXIII), rattache à trois ordres de causes le développement des affections cutanées :

1° Les unes sont accidentelles, contagieuses ou non contagieuses;

2° D'autres sont symptomatiques d'une affection interne ;

3° Les autres enfin, spéciales à la peau, indépendantes de troubles
intérieurs, ne semblent réellement liées à l'action d'aucune cause accidentelle, qui serait tout au plus dans ce cas une cause occasionnelle ,

1° Il est à peine besoin de mentionner les fièvres éruptives, séparées des *affections herpétiques* par des caractères si tranchés qu'il faut une étrange préoccupation d'esprit pour avoir songé à les en rapprocher. A côté de celles-ci, nous rangerons certaines autres fièvres, comme la suette, le typhus, la fièvre typhoïde, très voisines des précédentes à certains égards, dans lesquelles cependant les manifestations cutanées paraissent jouer un rôle plus secondaire.

2° D'autres maladies contagieuses, mais dont la fièvre n'est pas un élément essentiel, comme la syphilis, la morve, donnent naissance à des éruptions spécifiques.

3° Plusieurs substances médicamenteuses, toxiques ou indigestes, comme le copahu, la belladone, les moules (1) dans certaines circonstances, provoquent le développement d'exanthèmes particuliers.

et on les a crues développées sous l'influence d'un principe particulier que l'on a appelé *virus dartreux*. Sans admettre ce virus, ajoute-t-il, il faut reconnaître qu'il y a certaines formes qui se transmettent par hérédité et dont il faut chercher la cause dans *cette individualité* qui joue en pathologie un si grand rôle. Plus loin, il admet que la scrofule, le scorbut, paraissent dans beaucoup de cas être la cause qui produit ou entretient telle ou telle maladie de la peau. « Et il est hors de doute » qu'il y a chez beaucoup de malades une liaison étroite entre certaines » affections cutanées et le rhumatisme, la goutte, etc. » J'admets avec mon savant confrère, qu'il faut laisser de côté ce virus dartreux qui n'est qu'une hypothèse, mais je maintiendrai le mot diathèse, qui me paraît plus net, mieux défini que *cette individualité dans laquelle il faut chercher la raison de ces maladies.*

(1) Quand on voit l'ingestion des fraises (j'en ai rencontré plusieurs exemples), du riz (Lorry en cite une observation), produire l'urticaire chez certains sujets, on peut se demander si les moules jouent un

4° Un produit de sécrétion, comme la bile, mêlé à la masse du sang par résorption ou par rétention de ses éléments, semble agir quelquefois d'une manière analogue : ainsi l'ictère est souvent accompagné de prurigo.

5° Des affections diathésiques distinctes de l'herpétisme (1), comme la scrofule, la goutte, le rhumatisme, peuvent retentir sur le tégument externe, et s'y exprimer par des lésions herpétoïdes.

6° Certaines dispositions internes passagères, paraissant quelquefois se rattacher à des influences générales, s'expriment par des éruptions. Je placerai dans cette catégorie l'érysipèle, certaines variétés d'érythèmes, de roséoles, de purpura, etc. J'y rangerai également les affections cutanées, qui semblent liées à des affections viscérales, et sur lesquelles je reviendrai plus loin.

7° Divers parasites, animaux ou végétaux, comme l'acarus de la gale, le cryptogame du favus, s'implantent sur la peau et y révèlent leur présence par des altérations caractéristiques.

8° Enfin certaines causes agissent directement, localement, sur la membrane tégumentaire : tout le monde

---

autre rôle que celui de cause occasionnelle dans le développement de ces éruptions ortiées ; et si celles-ci ne sont pas, dans tous les cas, l'expression d'une disposition interne, que viennent éveiller certaines circonstances accidentelles variables, suivant les conditions idiosyncrasiques.

(1) M. le docteur Fontan, médecin à Bagnères-de-Luchon, qui a dirigé son attention vers l'étude des affections diathésiques, et qui a émis sur ce sujet des idées empreintes d'originalité, a donné le nom d'*herpétisme* à la diathèse herpétique ; il l'attribue à un virus. (*Recherches sur les eaux minérales*, p. 364.)

connaît les effets de l'émétique, de l'huile de croton, de l'ortie, etc.

Des irritations prolongées ou souvent répétées, produites par des agents chimiques ou mécaniques, peuvent entretenir dans le tissu cutané un état fluxionnaire, qui devient chronique et s'y traduit par des lésions de formes variées.

9° En dehors de ces affections, développées sous l'influence des causes diverses que nous venons d'indiquer, et dont la plupart sont accidentelles ou passagères, reste le groupe des maladies herpétiques proprement dites.

Étudiant comparativement ces différentes formes de lésions cutanées, on a déjà trouvé, dans un certain nombre d'entre elles, des caractères distinctifs qui permettent de remonter de la manifestation à la cause ; des recherches attentives, conduites dans cette direction, feraient peut-être saisir des nuances méconnues par les médecins qui se sont placés à un point de vue purement anatomique (1). L'observation finira probablement par assigner aux dermatoses scrofuleuses, rhumatismales, dartreuses, des caractères différentiels qui les sépareront nettement des autres affections cutanées, comme on en a déjà séparé les syphilides (2). Ainsi on peut dire déjà d'une

(1) Les ophthalmologistes ont essayé de réaliser cette analyse pour les maladies oculaires; tout en prenant l'anatomie pour base de leurs divisions, il ont étudié chaque affection de l'œil dans ses conditions pathogéniques, et ils ont trouvé des différences symptomatiques, correspondant à la diversité des causes.

(2) J'ai admis, avec un grand nombre d'auteurs, que certaines dermatoses dépendent de la scrofule, du rhumatisme, etc. On pourrait se demander, cependant, si les éruptions auxquelles on assigne cette ori-

manière générale, que les éruptions scrofuleuses affectent spécialement les formes pustuleuses et tuberculeuses avec tendance à l'ulcération et à la suppuration; on a signalé la teinte souvent violâtre et livide de l'aréole qui environne la base des pustules (1), et leur localisation élective sur les téguments de la tête (2).

Les affections cutanées qui m'ont paru se rattacher à la diathèse rhumatismale étaient érythémateuses ou papuleuses, accompagnées de prurit ou même de douleurs très vives. Je me rappelle avoir vu une éruption lichénoïde de l'avant-bras et de la main alterner avec un rhumatisme articulaire très opiniâtre, à forme subaiguë. La sensibilité de la peau affectée était portée à un tel degré, qu'on ne pouvait la toucher sans arracher des cris à la malade.

Une autre critique que je me permettrai d'adresser aux dermatologues, c'est que la plupart d'entre eux ont oublié le tégument interne. L'existence des *dartres internes* était admise par les anciens médecins. Il existe des affections impétigineuses internes, disait Pierre Frank. Cette question n'est même pas discutée dans le plus grand nombre des traités modernes de pathologie. Pourquoi cette exclusion? Les muqueuses ne font-elles

gine, ne seraient pas le produit de la combinaison de ces différentes diathèses avec l'herpétisme? Sans pouvoir fonder sur une démonstration rigoureuse l'opinion que j'ai adoptée, je dirai toutefois qu'elle me paraît conforme aux résultats de l'observation et aux inductions tirées de l'analogie.

(1) Fuchs, de Göttingue, cité par M. Lebert, *Traité des maladies scrofuleuses*, p. 204.

(2) Lebert, *loc. cit.*, p. 217.

pas partie du système tégumentaire? Ne voit-on pas les exanthèmes fébriles, l'érysipèle, la variole, la rougeole, la scarlatine, se répéter sur les muqueuses nasale, buccale, pharyngienne, conjonctivale? Des signes irrécusables ne témoignent-ils pas, dans beaucoup de cas, du retentissement de ces maladies sur les membranes bronchiques, intestinales, urinaires? N'observe-t-on pas sur la langue des groupes herpétiques? Pourquoi le vice dartreux ne pourrait-il pas affecter le tégument interne?

On reconnaît que des affections des membranes muqueuses peuvent alterner avec des affections cutanées; on voit souvent des dartres, des catarrhes pulmonaires, des diarrhées rebelles se succéder, se remplacer d'une manière si marquée, qu'il est difficile de ne pas admettre une connexion entre ces diverses manifestations. Mais quelle est la nature de ce rapport? Dira-t-on que ces différents états morbides, indépendants les uns des autres, se succèdent fortuitement; ou qu'une fluxion développée sous l'influence de causes accidentelles fait cesser, par un antagonisme de dérivation, une fluxion plus ancienne, fixée sur un autre organe? ou bien doit-on reconnaître qu'il y a, entre ces phénomènes, un lien pathogénique, qu'ils dérivent d'une même origine, qu'ils manifestent une même diathèse? Ici la démonstration rigoureuse est impossible, mais, sans pouvoir y arriver, le sens médical sépare ce qu'une analyse superficielle confond : quand on voit se répéter plusieurs fois cette sorte de balancement d'états morbides, occupant des siéges divers; quand la maladie interne, qui a remplacé l'affection extérieure, dépasse, dans sa durée, les limites habituelles d'une maladie accidentelle, on peut, il me semble, sans forcer les conséquences d'une sage induction, admettre que, derrière ces manifestations diverses, se cache, *se larve*, pour parler le pittoresque langage de l'ancienne médecine, une même cause morbifique, une même disposition pathogénique de l'organisme, une diathèse en un mot, origine et *substratrum* de ces différents désordres. Ce que nous avons dit des maladies cutanées peut s'appliquer à ces affections diverses, que nous croyons issues d'une même origine. En se plaçant à ce point de vue, l'analyse clinique pourrait probablement faire saisir des caractères spéciaux, des nuances distinctives dans des états morbides, dont nous faisons des unités nosologiques, parce qu'ils occupent le même siége, et qu'ils ont le plus souvent pour phénomène essentiel un travail fluxionnaire congestif ou inflammatoire ; d'où résultent une grande analogie de symptômes et une grande tentation de confusion pour les observateurs superficiels.

Si je m'appesantis sur les affections dartreuses des membranes muqueuses qui, par leur analogie de structure avec la peau, semblent plus disposées à en partager les tendances morbides, je ne veux pas prétendre que la diathèse herpétique affecte exclusivement le tissu dermique. M. le professeur Chomel faisait remarquer, dans ses leçons cliniques, que certaines névralgies paraissaient se rattacher à l'herpétisme ; qu'elles alternaient ou coïncidaient avec des dartres, et guérissaient par les sulfureux, ces médicaments spéciaux, sinon spécifiques, des maladies dartreuses.

Les douleurs rhumatoïdes sont très communes chez les sujets dartreux ; on peut se demander si certaines arthrites ne se développent pas sous l'influence de la diathèse herpétique. J'ai vu une arthrite passer à l'état chronique, en dépit de toutes les médications, chez une jeune fille récemment guérie, par l'usage des eaux sulfureuses et des topiques mercuriels, d'un eczéma de la face qui durait depuis plusieurs années. J'ai vu, à plusieurs reprises, chez un même malade, des dartres, des arthrites, des bronchites capillaires, des diarrhées opiniâtres, se succéder et se remplacer d'une manière si marquée, qu'il était difficile de ne pas supposer une connexion entre ces diverses manifestations.

Cette question ne me paraît pas pouvoir être résolue dans l'état actuel de la science. Il ne répugne pas, en effet, à la raison d'admettre que plusieurs diathèses puissent combiner leur action ou se remplacer dans leurs manifestations. Il se pourrait que l'herpétisme ne fût pas la cause immédiate de l'arthrite, mais qu'il se combinât avec le rhumatisme, et en modifiât l'expression symptomatique.

D'une autre part, de la similitude de siége ou d'apparence, on n'est pas en droit de conclure à l'identité de nature. La roséole æstivale, la roséole copahique, la roséole syphilitique, présentent certainement une grande analogie dans leurs phénomènes extérieurs, elles diffèrent profondément dans leur essence. L'arthrite, pas plus que la roséole, ne constitue une unité nosologique ; on admet des arthrites rhumatismales, goutteuses, scrofuleuses, blennorrhagiques; l'existence d'arthrites herpétiques n'a rien d'invraisemblable.

Enfin, on peut se demander si quelque lien caché, quelque rapport originel n'existe pas entre ces conditions pathogéniques que nous regardons comme distinctes. Lorry disait avoir observé que, dans les familles goutteuses, ceux qui sont exempts de douleurs arthritiques sont sujets aux dartres. Quand on veut pénétrer dans l'intimité des actes morbides, comme de tous les actes vitaux, on se trouve en présence d'insolubles problèmes. Il faut classer les phénomènes par leurs caractères saisissables, remonter, aussi loin que l'observation peut nous guider, dans la recherche des causes, s'arrêter où elle fait défaut, tout en avouant que nous ne saisissons que les rapports secondaires des choses, et ne pouvons arriver qu'à une vérité relative dans la connaissance que nous en acquérons.

On observe souvent des accidents dyspeptiques chez les sujets dartreux (1). Ce rapport a été signalé par presque tous les médecins qui ont écrit sur les affections cutanées. *Primarium cum cute consensum habet ventriculus*, disait Lorry. Ce n'est pas seulement l'estomac,

______

(1) M. le docteur Fontan rattache encore à la diathèse herpétique une affection qui, au premier abord, en semble bien éloignée : ce sont les varices. Sans me prononcer sur cette opinion, je dirai seulement que depuis qu'elle a appelé mon attention, j'ai constaté un grand nombre de fois la coïncidence des varices et des dartres. L'origine des ulcères dits variqueux, qui commencent très souvent par des plaques herpétiques développées au niveau de dilatations variqueuses, semble prêter quelque appui à cette manière de voir.

mais le foie et les autres organes de l'appareil digestif, dont les troubles fonctionnels ou les lésions peuvent coïncider avec l'herpétisme.

L'école physiologique, s'emparant de ce fait, et le systématisant à son point de vue, avait rangé les maladies dartreuses parmi les nombreux effets de la gastrite et trouvait dans la théorie des irritations sympathiques le lien pathogénique qui unissait ces deux états morbides.

Une autre doctrine, empruntée aux idées humorales de l'antiquité, a été soutenue avec talent par le docteur Camus dans une thèse récemment présentée à la Faculté de médecine de Paris (1). S'appuyant sur l'autorité d'Hippocrate et de Baillou, le jeune auteur s'efforce d'établir qu'un grand nombre de maladies cutanées ont pour origine des affections viscérales. Le premier effet de ces affections serait une altération dans la constitution des humeurs : soit qu'occupant un des organes de l'hématose, elles en troublent les fonctions et laissent subsister dans le sang des matériaux destinés à être éliminés ; soit qu'elles ajoutent à ce fluide certains produits morbides. Ces matières trouveraient dans la peau un émonctoire ; mais, en traversant les organes sécréteurs de cette membrane, elles y produiraient une irritation qui se traduirait par des lésions de formes diverses.

On conçoit à la rigueur qu'on puisse tenter d'expliquer ainsi les éruptions qui succèdent à l'absorption de

(1) Thèses de Paris, 10 mai 1856.

principes toxiques ou virulents, ou celles qui accompagnent l'ictère; mais cette théorie repose sur une hypothèse qui se refuse à toute démonstration.

Il est permis d'admettre que les altérations des organes intérieurs puissent retentir sur le tégument externe, de même que les troubles fonctionnels de la peau
deviennent souvent la cause d'affections internes. On
voit, en effet, certaines dermatoses se développer consécutivement à d'autres maladies, persister pendant la
durée de celles-ci et ne disparaître qu'avec elles; mais
le lien de cette sympathie, le mécanisme de cette influence réciproque se sont jusqu'à présent dérobés à
notre connaissance. La concomitance de deux états morbides ne nous permet même pas d'affirmer qu'il existe
entre eux un rapport de causalité : tous deux peuvent
provenir et dépendre d'une cause commune.

Quoi qu'il en soit, la majorité des affections cutanées
échappe à cette interprétation; elles nous apparaissent,
le plus souvent, comme l'expression primitive, comme
la manifestation idiopathique d'un principe ou d'une
disposition qui préexistait dans l'organisme, aussi inex-
plicable que d'autres conditions pathogéniques dont nous
sommes conduits à admettre l'existence sans que nous
puissions ni les saisir avec nos sens, ni leur assigner un
siége dans l'économie. Nous désignons ce principe sous
le nom de diathèse, mot vague qui exprime le fait dans
son indétermination, sans rien préjuger sur sa nature,
et par cela même doit être préféré à tout autre qui
mettrait une hypothèse très contestable à la place d'un
résultat d'observation.

§ II. — Étiologie de l'herpétisme.

Après l'hérédité, les erreurs de régime, le séjour dans un air impur, une alimentation excitante ou l'usage habituel de certaines substances insalubres, les émotions morales vives ou prolongées, les veilles exagérées, la négligence des soins hygiéniques propres à entretenir les fonctions de la peau, les irritations directes, chimiques ou mécaniques portées sur cette membrane, la surexcitation de ses fonctions par la chaleur de l'atmosphère, toutes les conditions qui peuvent affaiblir l'énergie vitale ou troubler l'harmonie fonctionnelle, comme les crises de la puberté ou de la ménopause, la grossesse, les fatigues du corps et de l'esprit, sont les causes qui paraissent intervenir le plus souvent dans le développement des manifestations herpétiques.

La syphilis, qui agit à la fois sur l'ensemble de la constitution et sur la peau, laisse souvent après elle une disposition marquée aux affections dartreuses; joue-t-elle simplement le rôle de cause occasionnelle, ou peut-elle créer la diathèse herpétique? C'est une question qui ne me paraît pas résolue. La gale est souvent accompagnée d'éruptions multiformes qui peuvent persister après la destruction de l'acarus, et plus d'un dartreux rapporte les premiers symptômes de sa maladie à la contagion psorique (1). Rien, cependant, n'autorise

(1) M. le docteur Fontan admet que la gale est souvent la cause de l'herpétisme. Suivant lui, « le sillon de l'acarus peut être regardé comme le chancre de l'herpétisme. » (*Loc. cit.*, p. 368.)

à croire que la gale agisse autrement que comme une occasion, comme une condition adjuvante de l'évolution diathésique.

Je rappellerai ce que j'ai dit plus haut : les diathèses exigent le plus souvent pour se manifester des conditions auxiliaires, exerçant une action générale ou locale. Pour la diathèse herpétique en particulier, toutes les causes qui troublent les fonctions de la peau, qui produisent sur cet organe une stimulation anormale, concourent puissamment à son développement.

§ III. — Marche et phénomènes consécutifs de l'herpétisme.

Une fois développées, les manifestations herpétiques ont une grande tendance à persister ou à se reproduire; et si cette tendance est très prononcée, si l'influence diathésique est très énergique, il n'est pas rare de voir, à leur disparition spontanée ou provoquée par des moyens topiques, succéder des affections d'organes intérieurs : comme si la diathèse transportait son action sur un autre point de l'organisme. C'est à ce fait très remarquable, qui avait attiré à un haut degré l'attention des anciens médecins, qu'on a donné le nom de répercussion des dartres. Un grand nombre d'auteurs en ont rapporté des exemples (1).

(1) Il y a quelque temps, je donnais mes soins à une dame âgée de soixante ans environ, et qui depuis assez longtemps portait un eczéma chronique sur la tempe et la joue du côté droit; elle affirmait que cette maladie prenait de l'extension, et voulait à toutes forces en être délivrée. Je luttai quelque temps contre ses instances, et finissant par

J'ai admis avec les anciens qu'il pouvait y avoir dans ce cas métastase herpétique; cependant cette doctrine soulève quelques objections auxquelles je veux répondre. Je ne parlerai pas de ceux qui ne voient dans l'alternance des phénomènes qu'un effet de dérivation. Cette explication n'est pas applicable aux faits nombreux où la disparition de la maladie cutanée précède l'invasion de l'affection interne; d'ailleurs il en a déjà été question plus haut.

Mais on peut objecter à l'opinion qui admet la diathèse comme condition et lien nécessaire de ces phénomènes successifs, que la suppression d'un ancien

---

y céder, je lui prescrivis l'usage de boissons dépuratives : des purgatifs doux lui furent administrés à quinze jours d'intervalle, et en même temps une pommade à base mercurielle fut appliquée sur la partie malade. L'eczéma disparut, mais alors une diarrhée opiniâtre se déclara, ne céda qu'après deux ou trois mois de traitement, en même temps que l'affection eczémateuse reprenait possession des parties qu'elle avait si longtemps occupées. Il est difficile de ne pas admettre ici autre chose qu'un simple effet de dérivation, et de ne pas chercher dans la condition diathésique l'explication de ce catarrhe intestinal qui persista obstinément, en dépit du régime et d'un traitement rationnel. Les purgatifs ont-ils favorisé la détermination sur l'intestin de cette action morbide, après la suppression de la manifestation extérieure? Je ne le crois pas impossible, et peut-être, dans ces circonstances, doit-on être plus sobre de leur emploi qu'on ne l'est généralement dans les maladies herpétiques. Plusieurs faits analogues à celui-ci se sont présentés à mon observation; et ils frapperaient plus souvent, je crois, l'attention des médecins, si l'on était moins exclusivement préoccupé de la lésion locale, moins disposé à voir dans les affections des actes isolés, sans lien avec les phénomènes qui les ont précédés ou avec les conditions générales qui les accompagnent. (Voy. l'ouvrage de Raymond sur les maladies qu'il est dangereux de guérir.)

exutoire peut produire des accidents analogues ; que la maladie cutanée, toute locale dans son origine, peut être devenue une sorte d'habitude morbide, une condition d'équilibre anormal, et que sa disparition n'agit pas autrement que n'agirait celle d'un cautère, sans qu'on soit obligé de supposer aucun caractère diathésique dans l'affection qui lui succède. Je comprends toute la portée de cet argument : je suis disposé à faire une part à l'habitude, dans les accidents qui suivent quelquefois la guérison des dartres anciennes ; mais, comme je l'ai déjà dit, cette habitude même, produite par un état morbide qui a persisté longtemps, suppose très souvent l'intervention d'une diathèse. Tout en admettant que l'interruption d'une suppuration habituelle puisse causer un trouble de l'organisme, je trouve qu'on n'a pas tenu assez compte, en appréciant les effets qu'entraîne la suppression d'un exutoire, des conditions dans lesquelles cet exutoire avait été placé ; presque toujours on l'avait opposé à une maladie chronique ou à une disposition morbide habituelle, caractérisée par une tendance fluxionnaire qu'on avait cherché à détourner. Est-il étonnant qu'elle se réveille quand on cesse d'y faire diversion ?

Cependant, je le répète, ce n'est pas moi qui contesterai l'importance de l'habitude et qui chercherai à amoindrir le rôle qui lui appartient. Tous les actes hygiques ou morbides sont soumis à son influence ; et par cela même qu'un état fluxionnaire existe depuis longtemps, il constitue une sorte de besoin pour l'organisme ; il crée une disposition qui tend à se réaliser par des fluxions nouvelles, quand on a supprimé la première.

Mais en admettant même l'intervention de cette loi dans le fait des métastases, cela n'infirmerait en rien l'existence de la diathèse herpétique, que sa transmissibilité héréditaire me paraît démontrer d'une manière irréfragable; et les affections secondaires développées sous cette influence n'en pourraient pas moins subir l'action de cette diathèse, et en revêtir les caractères.

La maladie que je me propose d'étudier dans ce travail fournit un argument considérable en faveur de la réalité des métastases herpétiques. On la voit quelquefois succéder à des affections dartreuses qu'elle semble remplacer. Si l'on admet, avec M. le professeur Chomel, que l'angine granuleuse, eu égard à sa forme, à ses tendances, à ses connexions pathogéniques, doit être regardée comme une manifestation herpétique, il faut bien reconnaître alors qu'il y a eu, dans ce cas, transport de l'action diathésique, de la peau sur le pharynx. Et pourquoi n'en serait-il pas de même dans le cas où l'organe secondairement affecté est inaccessible à nos regards et se refuse à notre examen direct?

Mon intention n'est pas de faire ici d'une manière complète la pathologie générale de l'herpétisme; je veux cependant, avant de terminer, indiquer encore une des questions qui s'y rattachent.

Lorsque la lésion cutanée est très étendue, quand elle entraîne un trouble sérieux dans les fonctions de la peau, elle peut altérer directement la santé par l'intorruption d'un des actes essentiels de l'organisme : point de vue de la pathologie cutanée, dont Lorry avait fait ressortir toute l'importance, et qui a été étudié avec soin par le docteur Camus dans son travail.

Tout le monde connaît les ingénieuses expériences de Foucault, répétées par MM. Berne et Balbiani, pour déterminer les effets des vernis appliqués sur l'organe tégumentaire ; on voit alors se développer des congestions pulmonaires (1), hépatiques, rénales, intestinales, qu'on observe encore lorsque, par les progrès de la sénilité, la peau amincie, atrophiée, est devenue inapte à remplir ses fonctions, ainsi que l'ont fait remarquer Hourmann et M. Dechambre, dans leur beau travail sur la pneumonie des vieillards.

La peau, en effet, n'est pas seulement, comme le dit Bichat, une limite sensible, située entre l'organisme et le monde extérieur, extrémité périphérique du système nerveux sensitif, foyer de mille impressions qui retentissent sur les centres nerveux ; mais c'est encore un instrument d'hématose, un vaste réseau vasculaire, une immense surface de sécrétion et d'absorption. Elle sépare du sang une quantité considérable de matériaux destinés à l'élimination, et doit, par conséquent, en modifier profondément la constitution. La peau exhale des gaz comme le poumon (*vapeur d'eau* et *acide carbonique*), sécrète des matières grasses et alcalines comme le foie (*matière sébacée, cholestérine*), des acides comme le rein (*sueur*) ; elle est un organe de balancement et

____

(1) Lorry avait déjà dit :

« **Non** rara est et periculi maximè plena communio quæ pulmoni-
» **bus** atque *viis aeriis* cum externâ cute intercedit. » (*Loc. cit.*, p. 27.)

comme de suppléance, dans certains cas et dans certaines limites, pour la plupart des autres émonctoires.

Cet aperçu succinct des attributions physiologiques de la peau suffit pour faire comprendre toute l'importance qui s'attache à l'intégrité et à la régularité de ses fonctions, et doit faire pressentir en même temps le rôle que peut jouer la médication thermale dans le traitement des affections chroniques. Les bains minéraux ont pour effet commun, immédiat, de modifier l'action cutanée, de la solliciter, de la régulariser. Les douches, qui agissent dans le même sens, y ajoutent une sorte de massage du tissu dermique, une stimulation des extrémités nerveuses périphériques. Qu'on joigne à ces propriétés générales celles qui varient dans chaque source suivant sa température et sa composition chimique; qu'on se souvienne que, prises à l'intérieur, ces eaux constituent souvent des modificateurs très énergiques, et l'on se rendra compte des immenses ressources que cette médication fournit au médecin dans une foule d'états morbides. Combien plus encore doit-il espérer de leur emploi dans les affections herpétiques, c'est-à-dire dans des maladies qui s'expriment le plus souvent par des troubles fonctionnels et par des lésions de l'organe tégumentaire, surtout lorsque l'élément minéralisateur de ces eaux semble s'adresser plus particulièrement à l'herpétisme, et jouit d'une efficacité spéciale contre les manifestations de cette diathèse. Je ne m'étendrai pas davantage sur ce sujet; j'y reviendrai d'ailleurs en parlant du traitement de l'angine glandu-

leuse. Ces considérations m'ont paru une utile introduction à l'étude de cette affection. Quand j'en discuterai la nature et la pathogénie, j'aurai plus d'une
fois l'occasion de rappeler les doctrines que je viens
d'exposer.

TRAITÉ

DE

L'ANGINE GLANDULEUSE.

CHAPITRE PREMIER.

SYNONYMIE. — DÉFINITION. — HISTORIQUE.

L'angine glanduleuse, appelée encore angine granuleuse par M. le professeur Chomel, pharyngite granuleuse (docteur Buron, *Thèse* pour le doctorat, 1851), angine papillaire, laryngite chronique, mal de gorge des ecclésiastiques (*Clergymen's sore throat*), *bronchitis*, maladie des follicules de la membrane pharyngo-laryngienne (*follicular disease of the pharyngo-laryngeal membrane*, docteur Green), etc., etc., est une affection très commune, et sur laquelle, cependant, on ne trouve dans la science que des indications très rares et peu précises avant ces dix dernières années.

Elle est caractérisée par une altération de la voix continue ou intermittente, par un besoin fréquent de

faire une expiration brusque et bruyante pour débarrasser le larynx d'un obstacle qui s'oppose au libre
exercice de ses fonctions, et enfin par le développement
morbide des glandules du pharynx, du larynx et du
voile du palais, faisant saillie à la surface de la membrane muqueuse et formant des granulations de volume
et de configuration divers. J'ajouterai, comme dernier trait à ce tableau, la connexion très fréquente
de cette maladie avec la diathèse herpétique.

M. le professeur Chomel est le premier qui ait distingué cette affection des autres variétés d'angine et de
laryngite, qui en ait déterminé les symptômes et les
lésions, qui en ait reconnu les conditions pathogéniques, et qui en ait constitué une espèce nosologique à
laquelle il a imposé le nom d'*angine granuleuse* ou *glanduleuse*. Depuis plusieurs années déjà, il lui avait consacré une place dans son enseignement clinique lorsque
ses leçons furent publiées pour la première fois dans la
Gazette médicale en avril 1846 (1).

Six mois après, Horace Green fit paraître la première
édition de son importante monographie ; c'est le traité
le plus considérable qui ait été jusqu'ici consacré
à cette affection. Si l'auteur n'a pas vu la relation
pathogénique qui existe entre cette angine et la diathèse herpétique, si même il lui a attribué des lésions
qui me paraissent appartenir à des maladies d'une na-

(1) M. le professeur Chomel a eu la bonté de me communiquer les
notes qui ont servi de texte à ses leçons, et j'aurai plus d'une fois
l'occasion de signaler, dans la suite de ce mémoire, les emprunts importants que j'ai faits à ses idées et à ses observations.

ture toute différente, il en a décrit avec soin les symptômes, les lésions essentielles, la marche et les principales variétés. Je n'avais pas lu son ouvrage, lorsque j'ai recueilli les observations qui sont la base de mon travail, et j'ai été conduit, sur beaucoup de points, à des résultats qu'il avait déjà signalés. J'aurai soin d'indiquer cette concordance ou de noter les emprunts que j'ai faits à son livre; d'autres fois je discuterai ses opinions quand elles ne me paraîtront pas suffisamment établies. Il est impossible d'écrire sur l'angine granuleuse sans faire une large part au docteur Green, et je me plais à reconnaître très hautement l'intérêt et le profit que j'ai trouvés dans la lecture de son livre (1).

Avant ces travaux tout récents, c'est dans les descriptions de la laryngite et de l'angine qu'il faut chercher les traces, très vaguement dessinées, de l'affection qui nous occupe.

Arétée, qui a le premier décrit l'angine diphthéritique et lui a opposé l'emploi topique des caustiques et des astringents, a consacré un chapitre aux maladies de la luette, dont l'allongement accompagne très fréquemment l'angine glanduleuse; cet allongement peut, dit-il, devenir une cause de suffocation, car la luette, dans certains cas, descend jusqu'au larynx, et alors elle provoque constamment la toux par la titillation qu'elle y détermine. Cet organe, suivant lui, pourrait se

____

(1) *A Treatise on Diseases of the Air Passages, comprising an Inquiry into the History, Pathology, Causes and Treatment of those Affections of the Throat, called Bronchitis, Chronic Laryngitis, Clergymen's Sore Throat.* New-York, 3d edition.

présenter sous quatre formes différentes : cylindroïde ou en colonne (κίων), terminée par un renflement arrondi en grain de raisin (σταφυλὴ) (ces deux formes, presque toujours compliquées d'amygdalite, sont accompagnées alors de gêne dans la déglutition, et quelquefois de régurgitation par les narines); d'autres fois la luette est pointue, en fer de lance, c'est le κρασπεδον; enfin, l'ιμαντιον est l'affection du voile du palais lui-même, qui s'épanouit comme des ailes de chauve-souris.

La section de la luette, ajoute-t-il, peut, dans toutes les formes, être pratiquée sans danger; cependant, dans le σταφυλη, quand il y a rougeur des parties, cette opération expose à l'hémorrhagie, à la douleur, à une augmentation de l'inflammation; il conseille la saignée, les purgatifs, les ligatures des membres, les ventouses à l'occiput et les autres remèdes indiqués à l'occasion de l'angine, parmi lesquels il rappelle les moyens topiques *intra os medicamentis et adstringentibus et emollientibus utendum.* Et ailleurs, *illinendum totum os usque ad intimas fauces simplicibus... aut compositis medicamentis* (édition de Boerhaave, p. 87 et 88).

J'ai donné un certain développement à l'analyse de ce chapitre d'Arétée, parce que l'on y trouve nettement formulée l'indication d'un traitement local, et que cette étude des altérations de la luette, quoique entachée de ces distinctions subtiles qu'Hippocrate, quatre siècles auparavant, reprochait à l'école Cnidienne, n'est pas cependant dénuée d'intérêt.

D'ailleurs, avant l'époque actuelle, rien d'explicite sur l'angine glanduleuse; peut-être faut-il y rattacher

cette vague description que l'on trouve dans Morgagni
(traduction de Destouet et Désormaux, t. IV, p. 54).

« La tunique glanduleuse de la voûte du pharynx et
» de l'intérieur du nez sécrète quelquefois une humeur
» qui possède une propriété corrosive, comme les éro-
» sions qui surviennent à ces mêmes parties le prouvent
» suffisamment; et j'en ai vu, ainsi que d'autres ob-
» servateurs, provenir un crachement de sang qui, dans
» quelques circonstances, reconnaît encore pour point
» de départ ce que l'on appelle des hémorrhoïdes de
» la bouche, et qui pourrait faire croire à une hémor-
» rhagie pulmonaire. » Quelques pages plus loin, il raconte l'observation d'un hypochondriaque attaqué d'une
petite toux ancienne, accompagnée de crachats teints de
sang; ce malade était, dit-il, exténué, son sommeil interrompu, ses forces affaiblies. Piella, médecin distingué de Bologne, attribua la maladie à une espèce de
dartre interne, que l'on ne conduirait à la guérison
qu'avec une extrême difficulté, même si elle siégeait
sur la peau. Cependant le malade guérit, et seize
ans après il fut affecté d'une dartre cutanée qui dura
deux ans.

Van Swieten (*Commentaria*, etc. *De angind cum tu-
more*, t. II, p. 575), après avoir parlé de l'angine accompagnée de tumeurs qui, en se développant dans le voisinage de la trachée et de l'œsophage, peuvent gêner la
déglutition et la respiration, ajoute : *Cryptæ illæ muco-
sæ, in pharynge, œsophago, larynge, asperâ arteriâ hæ-
rentes, obstructæ et tumentes, eadem producere possunt
mala, dum simul, his partibus male affectis, debita muci*

secretio, omnes has vias lubricantis, deficit. Cette variété est rattachée par Boerhaave à l'angine squirrheuse. Dans les cas rebelles, il conseille de porter, à l'aide d'une canule, sur les parties malades, un pinceau de charpie imbibé d'acide chlorhydrique.

On lit dans l'ouvrage de Portal, *Sur la nature et le traitement de la phthisie,* p. 189 (1), l'observation d'une femme de chambre, qui avait été très sujette à des rhumes catarrheux ; la fièvre finit par s'y joindre avec des crachements de sang, et une grande difficulté de respirer... les règles se supprimèrent; il survint une douleur vers le larynx. Le son de la voix fut d'abord aigu et ensuite rauque ; la malade ne pouvait trouver de soulagement dans aucune position ; elle mourut vers le sixième mois de sa maladie, sans avoir éprouvé ni sueurs remarquables, ni dévoiement colliquatif.

L'ouverture du corps fit voir que le siége de la maladie était dans le larynx et dans la trachée ; la membrane interne de ce conduit était rouge et couverte de granulations glanduleuses, qui bouchaient une partie du canal aérien ; on en observait deux dans le larynx, qui étaient beaucoup plus grosses. *La substance du poumon était saine;* j'ai cité ce fait à cause de cette expression de *granulations glanduleuses,* qui paraît peut-être pour la première fois dans l'histoire pathologique du larynx; suivant toute vraisemblance, cependant, il s'agissait ici de toute autre chose que d'un simple engorgement des glandules laryngées. Peut-être cette affection était-elle de nature tu—

---

(1) Citation empruntée à l'ouvrage de MM. Trousseau et Belloc, p. 92.

berculeuse; l'observation est trop incomplète pour qu'on puisse accorder une entière confiance à cette assertion que la substance du poumon était saine.

En 1837, M. le professeur Trousseau, dans l'ouvrage si remarquable qu'il publia, en collaboration avec le docteur Belloc, *Sur la phthisie laryngée*, a consigné plusieurs observations, qui me paraissent appartenir à l'angine granuleuse, entre autres l'observation 38ᵉ : 'la malade, qui en fait le sujet, éprouvait une douleur au larynx, surtout quand elle parlait à haute voix; sa luette était œdématiée ; sa voix devenait enrouée le soir, ou quand elle se trouvait dans un appartement dont la température était très élevée. Tous ces symptômes appartiennent à l'angine granuleuse.

A la page 90 du même livre les auteurs ajoutent : «Peut-être pourrions-nous admettre l'existence d'une cinquième espèce de phthisie laryngée, que nous appellerions dartreuse, mais nous n'avons pas assez de faits pour établir cette espèce; toutefois nous livrons à l'appréciation du lecteur l'observation suivante :

«Mademoiselle X..., âgée de vingt ans, fut prise d'un eczéma du cuir chevelu; bientôt cet eczéma quitta le cuir chevelu pour se porter sur la face, puis se propager aux ailes du nez, et de là dans l'intérieur des fosses nasales. Alors la face était guérie; bientôt les fosses nasales vont mieux, mais un mal de gorge assez intense se déclare ; puis celui-ci passé, survient une toux opiniâtre et une extinction de voix presque complète. On applique un traitement topique sur le larynx ; los accidents disparaissent, mais l'eczéma revient aux fosses nasales et aux ailes du nez. Un nouveau traitement local le fait disparaître de ces parties ; quinze jours après, le larynx se prend de nouveau. On se décide à faire un traitement général par les bains sulfureux, les préparations mercurielles et les tisanes amères; depuis lors les accidents ont disparu; mais mademoiselle X... est toujours sujette à s'enrouer pour la cause la plus légère. »

Nous trouvons dans ce fait les conditions pathogéniques les plus communes, et les symptômes les plus essentiels de l'angine glanduleuse. J'insiste sur ces citations pour montrer que si M. le professeur Trousseau n'avait pas, dès cette époque, décrit, dans ses caractères spécifiques, la maladie qui nous occupe, et à laquelle il a donné depuis une attention toute particulière, il l'avait pourtant entrevue, et il a doté la science de la médication topique, qui, dans beaucoup de cas d'affections laryngées, est ou l'élément principal du traitement, ou un utile auxiliaire des autres moyens que l'on met en usage. Si cette médication, en effet, n'était pas complétement inconnue avant lui, elle n'avait été que vaguement indiquée, et n'était pas employée par la plupart des médecins; il en a fait ressortir les avantages, il en a perfectionné les procédés, généralisé l'application et fixé les règles.

En 1851, le docteur Buron fils, dans une thèse sur la pharyngite chronique, a consacré quelques pages à la pharyngite granulée; la description qu'il en a donnée est empruntée aux leçons de M. le professeur Chomel. L'auteur confirme, en s'appuyant sur des faits observés par lui dans les Pyrénées, l'opinion de ce savant maître sur l'efficacité des eaux sulfureuses dans cette affection.

Je n'ai connaissance d'aucun travail important qui ait paru en Angleterre sur ce sujet: dans son *Traité sur les maladies du larynx*, publié en 1850, le docteur Hastings attribue à tort au docteur Green le mérite d'avoir fait connaître la laryngite *folliculeuse*, qui est, pense-t-il, plus rare en Angleterre qu'en Amérique; il revendique, en faveur de Charles Bell, l'honneur d'avoir employé le premier la solution d'azotate d'argent, comme moyen topique dans les affections du larynx. Appelé auprès d'une malade qui était dans un état d'aphonie complète, d'orthopnée, de suffocation imminente, Bell constata avec le doigt la destruction partielle de l'épiglotte et l'ulcération de la glotte; il glissa alors derrière la langue un petit bourdonnet de charpie trempé dans une solution d'azotate d'argent, et fixé à l'anneau du mandrin d'une sonde, l'introduisit dans l'ouverture de la glotte, et l'y comprima à l'aide de l'indicateur gauche, qui lui avait servi de conducteur; le soulagement fut immédiat, et quatre applications successives produisirent une grande amélioration.

Le docteur Cusak (1), cité par M. Stokes dans son *Traité des maladies de poitrine*, adopta, dit-il, cette méthode; il se servait pour ces applications topiques, d'un petit pinceau de charpie, cousu au bout d'un doigt de

____

(1) M. le docteur Gendrin m'a dit se servir depuis longtemps et avec succès d'un procédé analogue; quelquefois, au lieu de solution d'azotate d'argent, il emploie la pierre infernale pulvérisée.

gant, dont il revêtait l'index de la main droite, et qu'il portait, dit le célèbre professeur de Dublin, non-seulement sur toute la surface du larynx, mais jusque sur la glotte (1).

Je ne multiplierai pas davantage ces citations ; elles suffisent pour montrer combien les conditions organiques de cette maladie étaient méconnues avant l'enseignement de M. le professeur Chomel, et avant l'apparition de l'ouvrage du docteur Green en 1846 ; aussi le médecin de New-York se demande si cette affection est nouvelle, ou si elle avait simplement passé inaperçue ? Ce fut en 1832, dit-il, qu'il l'observa pour la première fois ; mais déjà, ajoute-t-il, dans le cours de l'année précédente, on avait remarqué sur plusieurs points de la nouvelle Angleterre qu'un grand nombre d'ecclésiastiques étaient atteints d'une maladie particulière, qui les rendait incapables d'exercer leur ministère (2). Malgré ses recherches, il ne put découvrir la trace d'aucune observation analogue avant 1830 ; « cette année fut marquée par l'invasion d'une épidémie de grippe qui sévit sur tout le monde civilisé ; cette épidémie a-t-elle pu augmenter la fréquence de l'angine ou en

____

(1) Ceci ne détruit en rien ce que j'ai dit plus haut sur l'initiative qui appartient à M. le professeur Trousseau dans l'application de ce moyen thérapeutique. Quelques essais avaient été tentés, mais avaient été restreints à un très petit nombre de cas ou renfermés dans la pratique de quelques médecins, et étaient restés sans échos et sans imitateurs ; M. Trousseau en a fait une méthode et l'a vulgarisée.

(2) Cette circonstance fit donner à la maladie le nom de *Clergymen's sore throat.*

aggraver les caractères? C'est ce que l'on ne saurait déterminer (1). »

Dans un ouvrage sur les maladies du clergé écrit en 1836 (2), le professeur Lee, de New-York, remarque, à propos de la laryngite chronique, que peu d'années auparavant, elle était presque inconnue, même de nom, ou se montrait sous une forme si bénigne, qu'elle cédait à un traitement simple. Quoiqu'on puisse, sans choquer les vraisemblances, admettre l'influence de la grippe sur l'aggravation et la fréquence de cette maladie (et je reviendrai plus tard sur cette question), on ne doit pas s'étonner qu'elle ait échappé à l'attention des médecins, quand on pense que le croup, si terrible dans ses effets, si nettement dessiné dans ses symptômes, était à peine connu avant la seconde moitié du dernier siècle (3).

Le docteur Green, après avoir énuméré les différents noms qu'a reçus cette affection et en avoir discuté la propriété, l'appelle *maladie des follicules de la membrane pharyngo-laryngée (follicular disease of the pharyngo laryngeal membrane)* (4). Nous préférons le nom d'*angine glanduleuse* parce que ce mot d'angine comprend, dans le langage traditionnel, les maladies de la partie supérieure des voies digestives et des voies aériennes (5), et que,

(1) *Green, loc. cit.*, p. 46.

(2) *Id., ibid.*

(3) *Id., ibid.,* 45.

(4) *Green, loc. cit.*, p. 49.

(5) *Impedita valde, dolens admodum, vel et impedita et dolens simul deglutitio, atque respiratio, quæ contingit a causâ morbosâ agente in partes binis his functionibus inservientes, supra pulmones, et supra stomachum positas, angina vocatur. Boerhaave, aph. 783.*

comme nous le verrons, non-seulement le pharynx et le larynx, mais le voile du palais, ses piliers, souvent même les amygdales et la partie postérieure des fosses nasales, participent au travail morbide. Le mot de *follicule* exprime d'ailleurs une idée inexacte, car ce ne sont pas des follicules, mais de véritables glandes en grappe qui se trouvent dans les muqueuses pharyngienne et laryngée. Je me servirai indifféremment du mot de *glanduleuse* ou de celui de *granuleuse*, qui ne préjuge rien sur la nature de la lésion, et qui exprime seulement l'apparence extérieure de la maladie et son caractère le plus saisissant.

CHAPITRE II.

COUP D'ŒIL SUR LA DISPOSITION DES GLANDULES MUQUEUSES
DES RÉGIONS PALATINE, PHARYNGIENNE ET LARYNGIENNE.

L'affection dont je m'occupe, offrant pour lésion caractéristique un développement morbide des glandules
du voile du palais, du pharynx et du larynx, il n'est pas
sans intérêt d'étudier la disposition de ces organes dans
l'état normal. Mon excellent collègue et ami, le docteur
Sappey, a bien voulu me donner communication de ses
savantes et consciencieuses recherches sur ce sujet: et
je vais en analyser les résultats.

Ce ne sont pas des follicules, comme on le dit généralement, mais des glandules en grappe qui constituent
l'appareil sécréteur des membranes muqueuses, tapis-
sant la partie supérieure des voies digestives et aériennes.
Il n'y a d'exception que pour les parties latérales et postérieures de la langue. Là on rencontre des follicules
assez volumineux, dont les orifices sont visibles à l'œil
nu, et dont les parois sont constituées par deux membranes renfermant dans leur intervalle une couche de
vésicules closes. Encore, au fond de ces follicules,
viennent s'ouvrir des conduits excréteurs de glandes en
grappe, situées au-dessous d'eux, de telle sorte qu'ils
semblent ne former qu'un renflement de ces conduits.

Sur la partie postérieure de la voûte palatine, et sur toute la face inférieure du voile du palais, les glandules en grappe forment plusieurs couches continues. Au ni_veau de ces petites dépressions, décrites par Albinus, et qui, lorsqu'elles existent, se trouvent dans le voisinage de l'articulation palato-maxillaire, ces glandes, au lieu d'être confluentes, deviennent disséminées, et ne tardent pas à disparaître. Elles se montrent en grand nombre dans cet appendice du pharynx qui est situé entre l'atlas et l'axis en arrière, l'apophyse basilaire en haut, la face supérieure du voile palatin inférieurement, l'ouverture postérieure des fosses nasales en avant, région qui a été décrite par M. Sappey, sous le nom d'*arrière-cavité des fosses nasales*. A la partie supérieure du pharynx pro-prement dit, elles sont extrêmement nombreuses, se groupent en agglomérations considérables au-dessous et autour des trompes d'Eustachi ; plus bas elles s'éparpil-lent, et deviennent plus rares, à mesure qu'on se rap-proche de l'œsophage.

A l'épiglotte, elles sont logées dans les petits trous que présente le fibro-cartilage épiglottique. Sur la face pos-térieure du cartilage cricoïde, elles forment un agrégat assez volumineux. Au-devant des aryténoïdes elles se réunissent, pour constituer les glandes de ce nom, en deux cordons courbés à angle droit, représentant des espèces d'L, dont la branche verticale est parallèle au bord antérieur du cartilage et dont la branche horizon-tale occupe les deux tiers postérieurs de la corde vocale supérieure. D'après les recherches du docteur Sappey, cet appareil glanduleux se retrouve très développé sous

la membrane muqueuse qui tapisse les ventricules. A
l'angle interne de ceux-ci, vers la racine de l'épiglotte,
j'ai vu, de chaque côté, une petite glande arrondie qui
avait environ le volume d'un pois, dans un cas où tous
ces organes étaient hypertrophiés.

CHAPITRE III.

L'étude des causes comprend, non-seulement la connaissance des agents extérieurs qui modifient l'économie et impriment à ses actes une direction anormale ; mais elle embrasse aussi la recherche de ces conditions cachées, qui ont leur racine dans les profondeurs de l'organisme, et qui, nées avec lui, ou lentement développées sous des influences auxquelles il a été soumis pendant longtemps, préparent ou déterminent l'éclosion des maladies. Je veux parler des conditions diathésiques ; et ce que j'ai dit dans l'introduction me dispense d'insister ici sur leur importance, au double point de vue de la pathologie et de la thérapeutique.

J'étudierai successivement les causes qui tiennent à l'individu ou à sa constitution, et celles qui dépendent des circonstances accidentelles au milieu desquelles il est placé.

§ I. — Sexe.

Le sexe exerce une influence très remarquable sur le développement de l'angine glanduleuse. Les observations que j'ai en ce moment entre les mains me donnent 66 hommes pour 12 femmes.

Loin d'indiquer ces chiffres comme exprimant la fréquence relative de la maladie dans les deux sexes, je crois qu'ils l'exagèrent notablement ; mais tout en tenant compte de certaines conditions particulières qui ont dû augmenter la proportion des hommes parmi les malades soumis à mon observation, cette proportion, en réalité, est beaucoup plus considérable que celle des femmes, et tous les auteurs tombent d'accord sur ce point (1). Cette différence se retrouve même, comme l'indique le docteur Green, dans d'autres affections du larynx : ainsi, sur 53 cas d'ulcération de l'épiglotte, M. Louis en a observé 39 chez des hommes, et 14 chez des femmes ; et de 86 cas d'ulcération du larynx, 60 ont été rencontrés chez des hommes, et 26 chez des femmes ; cette singulière préférence s'exprime dès l'enfance. Jurine et Nyland ont remarqué que le croup était plus commun chez les petits garçons que chez les petites filles.

Cette dernière circonstance est digne d'être notée ; elle semblerait établir que la fréquence inégale de la maladie dans les deux sexes ne dépendrait pas, comme on pourrait le supposer, des conditions si différentes que leur crée la vie sociale, mais qu'elle tiendrait à des causes primordiales et à une aptitude originelle.

§ II. — Age.

Ce serait, suivant le docteur Green, de vingt-cinq à trente-cinq ans que cette affection débuterait le plus souvent ; dans sa leçon déjà citée, M. Chomel dit n'en

(1) Sur 400 cas, le docteur Green n'en a pas observé plus d'une centaine chez les femmes (loc. cit., p. 86). Sur 22 cas, M. le professeur Chomel en a observé 17 chez des hommes (*Gazette médicale*, 1846).

avoir pas observé au-dessous de quinze ans. Je soigne, en ce moment même, deux jeunes enfants, l'un de dix, l'autre de douze ans, affectés d'angine granuleuse ; leur mère présente la même maladie ; sous forme aiguë et passagère, j'en ai rencontré d'autres exemples chez de très jeunes enfants (1).

§ III. — Hérédité.

Cette grande condition, qui domine l'étiologie des maladies chroniques, doit être rangée parmi les causes prédisposantes de l'angine ; j'en ai plusieurs fois constaté l'influence, et le docteur Green la regarde comme incontestable ; il raconte avoir soigné trois frères et leur mère atteints de cette maladie ; j'ai rencontré des faits analogues.

§ IV. — Conditions diathésiques.

M. le professeur Chomel a le premier signalé le rapport qui existe entre cette angine et les affections herpétiques ; mes observations sont tout à fait d'accord avec celles de mon savant maître : sur 45 malades chez lesquels j'ai cherché à vérifier cette relation pathogénique, je n'en ai trouvé que 4 qui n'offrissent pas des manifestations dartreuses très prononcées, et encore deux de ces malades avaient des blépharites chroniques ; chez l'un

---

(1) Depuis que j'ai écrit ces lignes j'ai eu l'occasion de rencontrer plusieurs faits du même genre : un enfant de dix ans, fils d'un de nos orateurs les plus distingués, qui a lui-même assez longtemps souffert de cette affection, présente des granulations pharyngiennes volumineuses et l'ensemble de symptômes qui se rattachent à cette lésion.

d'eux existaient des sueurs de tête très abondantes, et les cheveux étaient tombés prématurément. Or, on sait que l'alopécie et l'inflammation chronique du bord ciliaire dépendent, dans un très grand nombre de cas, d'une disposition herpétique. Je serais porté à y rattacher également, d'après mes observations, ces sueurs partielles abondantes, habituelles chez certains sujets. Ainsi avec l'angine glanduleuse coïncident presque constamment des phénomènes dartreux : l'acné principalement, qui, suivant l'ingénieuse remarque de M. le professeur Chomel, offre avec les granulations une analogie de siége et affecte comme elles les glandules d'une membrane tégumentaire : sur 45 cas, j'ai rencontré 21 fois une éruption considérable d'acné; 11 fois elle coexistait avec du pityriasis; 7 fois cette dernière éruption existait seule ou combinée avec du lichen, et occupait spécialement la tête, la poitrine, la région fémoro-scrotale. Après ces formes, j'indique, dans leur ordre de fréquence, l'eczéma, le psoriasis, l'ecthyma, l'herpès, comme manifestations de la diathèse herpétique, constatées par moi chez les malades que j'ai examinés. Chez l'un d'eux la suppression d'une transpiration abondante des pieds a précédé le début de l'angine, et plusieurs fois en a marqué les exacerbations. Un certain nombre était tourmenté par des furoncles, des orgelets, affections qui ont une grande parenté avec l'acné, et se montrent souvent chez les mêmes sujets. Dans le plus grand nombre des cas, les dartres avaient précédé l'angine, et persistaient pendant sa durée; mais quelquefois leur disparition coïncidait d'une manière remarquable avec le développement de la maladie granuleuse; ou bien encore, ces diverses manifestations se succédaient l'une à l'autre, et par leur alternance même semblaient trahir une commune origine.

Il est une autre affection qu'on rencontre très souvent chez les sujets atteints d'angine, et qui me paraît, comme je l'ai déjà dit, dépendre du même principe, c'est la blépharite chronique. Les yeux acquièrent une sensibilité anormale, surtout sous l'impression de la lumière artificielle. La vue devient *tendre*, suivant l'expression des malades, et se fatigue facilement; le bord ciliaire est rouge et garni d'écailles furfuracées; et en renversant la paupière inférieure, on aperçoit vers l'angle externe de la gouttière palpébro-oculaire un groupe de granulations, en général rouges, entourées du moins à leur base d'une aréole vasculaire, et constituées par le développement morbide des papilles conjonctivales. Un de mes malades avait été pendant dix ans tourmenté par une blépharite qui disparut lorsque l'angine se développa (observation 7ᵉ) (1); une autre avait été forcée, par une blépharite opiniâtre, de se rendre aux eaux de Luchon pendant plusieurs années; ses yeux se trouvèrent bien de ce traitement, mais le larynx et la trachée ne tardèrent pas à être affectés (observation 5ᵉ).

L'angine, d'après les recherches de M. le professeur

(1) Malgré la dénomination commune de granulations, les lésions, comme nous l'avons indiqué, occupent des éléments anatomiques très différents dans l'angine et dans cette variété de blépharite. Dans la première, ce sont des glandules en grappe; dans l'autre, ce sont des papilles.

Chomel, paraîtrait avoir quelque connexion avec une autre maladie, caractérisée également par la production de saillies granuleuses, et pouvant se développer sous l'influence de la même condition diathésique : c'est la métrite granulée. Sur 5 femmes atteintes d'angine, qu'il avait observées en 1846, 3 avaient en même temps ou avaient présenté antérieurement des granulations utérines. J'ai rencontré des faits analogues (observation 11ᵉ) (1).

Tous les troubles profonds de l'organisme peuvent favoriser les maladies diathésiques, et l'angine en particulier. Chez un malade, c'est à la suite d'une dysentérie chronique que les premiers symptômes ont éclaté (observation 13ᵉ) ; d'autres les font dater de chagrins vifs ou prolongés qui ont profondément ébranlé leur santé ; chez

(1) Cette dernière affection est complexe et occupe simultanément, d'après mes études cliniques, confirmées par les recherches microscopiques de M. le docteur Lebert, les papilles et les follicules du col utérin. Si mes observations ne m'ont point trompé, ces deux ordres d'éléments histologiques, confondus sous le nom de granulations, présentent une évolution différente, et n'arrivent pas à la guérison en suivant les mêmes phases ; les papilles s'affaissent, les follicules s'ulcèrent en général, et laissent de petites dépressions arrondies qu'on ne peut mieux comparer qu'à celles d'un dé à coudre. Quelquefois leur orifice s'oblitère, et ces follicules distendus forment à la surface des taches jaunes que j'ai désignées sous le nom d'*état acnoïde du col*, dénomination qui fut adoptée par mon interne et ami le docteur Astrier, de regrettable mémoire, dans un travail sur les affections herpétiques du col utérin (*Mémoires pour le concours des internes des hôpitaux*, 1850). Quand on incise ces taches jaunes, on en voit sortir des globules pisiformes d'une matière comparable à l'humeur vitrée, offrant un point jaunâtre et opaque à leur centre, et formés évidemment par la sécrétion accumulée des follicules utérins.

un autre (observation 10ᵉ), c'est après la suppression d'un flux hémorrhoïdal, qui avait duré pendant quinze ans; presque en même temps, une affection psoriasique se montra sur les jambes.

La calvitie, dans un assez bon nombre de mes observations, coïncidait avec l'angine : le plus souvent consécutive au pityriasis et à l'acné du cuir chevelu, elle témoigne de l'opiniâtreté de ces manifestations. Peut-elle quelquefois, en rendant la tête plus accessible à l'impression du froid, favoriser des coryzas, qui sont si fréquemment les préludes de l'angine? Je ne fais que poser cette question sans y attacher aucune importance ; cette circonstance n'interviendrait d'ailleurs que comme cause occasionnelle, et elle manque si souvent, qu'on ne saurait lui assigner, dans tous les cas, qu'un rôle secondaire.

En même temps que des manifestations herpétiques, j'ai souvent noté des douleurs rhumatoïdes, d'autres fois des accidents dyspeptiques chez les sujets atteints d'angine ; et tous ces symptômes se rencontrent fréquemment, comme on sait, dans les affections dartreuses. Sont-ce des états morbides congénères? Ou bien encore distincts dans leur essence, se développent-ils simultanément sous l'influence d'une débilité constitutionnelle, ou de toute autre condition générale de l'organisme, qui favorise l'éclosion de tous les germes diathésiques? C'est une question qui peut laisser encore matière à discussion, bien que *toutes les présomptions* me semblent se réunir en faveur de la première hypothèse.

§ V. — Conformation de la bouche.

M. le professeur Chomel regarde comme prédisposant
à la maladie qui nous occupe la forme ogivale de la voûte
palatine avec rétrécissement de l'arcade dentaire. Chez
les personnes qui présentent cette disposition, la lèvre
supérieure est entraînée en haut, leurs narines sont généralement étroites, d'où résulte la nécessité de respi r er
par la bouche, et de tenir cette cavité ouverte pendant
le sommeil ; de là, sécheresse de la muqueuse buccale,
et peut-être irritation sécrétoire des glandules pharyngiennes, ce qui peut en amener l'hypertrophie. (*Pathologie générale*, p. 134.)

§ VI. — Climats.

Certains climats, par leur inconstance et leurs variations brusques de température, paraissent favoriser les
affections des organes respiratoires, et de l'angine en
particulier. Le docteur Green remarque qu'elle est plus
commune et plus grave dans les États du nord de l'Union ;
cette règle cependant, ajoute-t-il, n'est pas sans exception, et l'angine est fréquemment observée à la Nouvelle-
Orléans. Quelques auteurs ont contesté cette influence
des climats. Le docteur Hastings, dans son traité des maladies du larynx (1), prétend qu'il n'a aucun motif de
croire que, dans cette affection, le séjour de l'Italie soit
préférable à celui de l'Angleterre ; à l'appui de cette ma-

______

(1) *A Treatise on Diseases of larynx and trachea* (London, 1850).

nière de voir, il cite, comme un fait reconnu, la rareté croissante de la phthisie pulmonaire à mesure qu'on s'avance vers le nord; cette maladie, selon lui, épargnerait les habitants de l'Islande.

D'autres statistiques il résulte au contraire que la phthisie est beaucoup plus rare dans certaines contrées du midi de l'Europe et du nord de l'Afrique, que dans la France, l'Angleterre et l'Allemagne. Certaines régions à température froide, mais plus constante, partageraient-elles cet avantage, cela n'infirmerait pas la proposition que je formulais en commençant cet article sur l'action des climats variables et soumis à de brusques changements de température. D'ailleurs on ne saurait conclure rigoureusement de l'influence des climats sur la phthisie, à celle qu'ils exercent sur l'angine; et l'on peut admettre comme devant concourir à la production de cette dernière maladie, au moins à titre de causes occasionnelles, toutes les conditions qui favorisent le développement des affections catarrhales de l'appareil respiratoire.

§ VII. — Professions.

Avant qu'on eût bien déterminé les caractères distinctifs de cette affection, on avait remarqué en Amérique et en Angleterre qu'elle frappait particulièrement les hommes qui se livrent à l'exercice de la parole, et spécialement les ministres protestants; d'après les observations de M. le professeur Chomel, les avocats, les instituteurs, les chanteurs, en sont spécialement atteints. J'en ai observé moimême un grand nombre d'exemples dans les mêmes

conditions professionnelles. Cependant, comme le remarque le docteur Green, il ne faut pas croire qu'en
dehors de ces professions on soit à l'abri de l'angine. Les
gens qui les exercent ne comptaient que pour un cinquième dans le nombre très considérable des malades
qu'il a observés ; mais chez eux, il est vrai, la maladie
était en général plus grave. Suivant le même auteur, les
ecclésiastiques s'y trouvent dans une proportion plus
considérable que les avocats et les huissiers priseurs,
qui cependant font un usage plus continu, plus fréquent,
et souvent plus prolongé, de la parole. Il cherche dans
cette circonstance même la raison de cette différence : les
ministres du culte se reposent et parlent peu pendant
six jours de la semaine ; le dimanche, ils sont obligés de
prêcher et de lire à haute voix pendant un temps dont
la durée est fixe ; tandis que les autres ne subissent pas ces
alternatives d'un repos excessif, et d'un exercice immodéré ; ils sont plus maîtres de régler, suivant leurs forces, le
temps qu'ils y consacrent. Le docteur Green fait intervenir comme cause inhérente à la profession ecclésias-
tique la situation morale fâcheuse dans laquelle se trouvent beaucoup de ministres : trouvant à peine dans leur
mince salaire le moyen de subvenir aux besoins de leur
famille, inquiets sur l'avenir, ils négligent les premiers
symptômes de la maladie, ou font d'énergiques efforts
pour surmonter les obstacles qu'elle oppose à l'accom-
plissement de devoirs professionnels dont dépend leur
subsistance. C'est surtout alors qu'on voit la maladie faire
de rapides progrès, et, en général, la nécessité de parler
ou de chanter quand on est atteint d'un rhume ou d'une

grippe, est une condition qui favorise le développement de l'angine, ou en aggrave les symptômes.

Certaines professions qui forcent le malade à vivre dans une atmosphère tenant en suspension des particules solides, des filaments de laine, des duvets, des poussières minérales ou végétales, prédisposent aux différentes affections des organes respiratoires (1).

§ VIII. — Influence de diverses maladies.

Toutes les maladies qui intéressent la membrane muqueuse pharyngo-laryngienne, la rougeole, la variole, la scarlatine, peuvent être le point de départ de cette affection ; l'engorgement des amygdales serait, suivant le docteur Green, une conséquence fréquente des fièvres éruptives, et précéderait celui des glandules pharyngiennes. La grippe surtout mérite une place importante dans cette étiologie. Le médecin de New-York signale une coïncidence remarquable entre l'épidémie grippale de 1830 et l'apparition de cas nombreux d'angine glanduleuse qui, pour la première fois, attirèrent en Amérique l'attention des médecins ; il se demande si quelques rapports pathogéniques existeraient entre ces deux maladies Je suis porté à répondre par

____

(1) On trouve dans l'ouvrage du docteur Hastings des détails effrayants sur la mortalité qui frappe les remouleurs de Sheffield : ici il ne s'agit plus, il est vrai, de laryngites ou de bronchites, mais de la phthisie, qui atteindrait fatalement, après un terme plus ou moins long, tous ceux qui se livrent à ce travail ; on conçoit que des affections moins graves puissent se développer sous les mêmes influences.

l'affirmative. Je rapporterai bientôt quelques faits qui semblent justifier cette manière de voir (voyez chapitre **IV**, *Angine glanduleuse aiguë*). Toutes les affections catarrhales des organes respiratoires, et celles surtout qui intéressent la partie supérieure du tube aérien, peuvent intervenir à titre de causes occasionnelles puissantes dans lo développement de l'angine glanduleuse. Beaucoup de malades attribuent à un rhume ou à une grippe l'origine ou l'aggravation des accidents qu'ils éprouvent.

Non-seulement les coryzas répétés et chroniques doivent être rangés parmi les causes de l'angine glanduleuse, mais l'inflammation de la partie postérieure des fosses nasales en est très souvent le premier degré. Cette dernière affection tend à revêtir la forme chronique. Tous les matins les malades ramènent dans la bouche, par une sorte de reniflement guttural, des mucosités épaisses, d'un jaune verdâtre, quelquefois demi-concrètes, et qui se sont accumulées pendant le sommeil vers les narines postérieures. Les efforts que fait le malade pour leur faire franchir l'isthme du gosier provoquent quelquefois des nausées et des vomituritions. Très souvent ce coryza postérieur accompagne l'angine glanduleuse; dans quelques cas même, il prédomine sur les autres phénomènes morbides, et donne à la maladie une physionomie particulière.

§ IX. — Efforts de la voix, usage du tabac.

Un effort considérable de la voix a paru, dans certains cas, le point de départ de l'affection qui nous occupe, et a précédé l'apparition des premiers symptômes (1).

De toutes les causes occasionnelles, une de celles dont l'action me paraît la plus incontestable est l'abus du tabac à fumer; cette habitude exerce trop souvent une action funeste sur la santé de ceux qui s'y livrent. Véritable opium des Occidentaux, chez beaucoup d'habitants des villes, le tabac agit à la longue comme *stupéfiant* sur le système nerveux, et spécialement sur les nerfs qui président aux fonctions digestives; il provoque en même temps l'irritation de la membrane muqueuse respiratoire, et particulièrement des glandes pharyngées. Je suis heureux de me rencontrer avec M. le professeur Chomel et avec le docteur Green, dans l'appréciation de cette influence, et je crois avec eux que le renoncement à l'habitude de fumer est une condition essentielle de la guérison.

L'usage du tabac à priser est suivi des mêmes inconvénients; chez ceux qui se livrent à cette pratique, la paroi postérieure du pharynx est habituellement tapissée d'une couche de mucosités qui entraînent avec elles de nombreuses particules de tabac, le matin surtout; la position déclive de la tête pendant la nuit pousse les

(1) Docteur Green, p. 180.

sécrétions nasales dans cette direction. On comprend combien le contact habituel de ce fluide anormal, et surtout de la poussière irritante à laquelle il sert de véhicule, doit irriter l'arrière-gorge. Un des cas d'angine les plus remarquables dont j'aie été témoin, était celui d'un vieillard qui faisait du tabac à priser un usage immodéré.

CHAPITRE IV.

ANGINE GLANDULEUSE AIGUE.

L'angine glanduleuse a été considérée comme une maladie essentiellement chronique, par tous les médecins qui s'en sont occupés jusqu'ici. C'est sous cette forme que je l'étudierai dans la suite de ce travail, c'est elle que j'ai eue spécialement en vue dans les considérations qui précèdent. Cependant elle peut se présenter avec une marche aiguë, ou avant de s'établir définitivement et d'une manière continue, avec tous les caractères de la chronicité, se manifester par des accès que séparent de longs intervalles de rémission. Je vais rapporter quelques observations qui nous montreront l'angine glanduleuse sous cette forme, non encore étudiée, ou dans cette période d'intermittence qui peut constituer une des phases de son évolution, et précéder son complet développement.

Cet hiver (1855-1856) a été marqué par une épidémie de ces affections catarrhales qu'on désigne vulgairement sous le nom de *grippes*, bien qu'elles n'aient ni l'ensemble phénoménal ni la gravité des véritables épidémies grippales. Les catarrhes de cet hiver commençaient en général par des coryzas; bientôt la gorge se prenait, il survenait une toux quinteuse et de l'enrouement; assez souvent la fièvre se développait, précédée de frissons, accompagnée de céphalalgie, et souvent de troubles gastriques ; cette fièvre offrait en général le type rémittent, avec paroxysmes le soir. Convenablement soignés, ces accidents duraient une huitaine de jours ; d'autres fois, l'inflammation franchissant la région du larynx, envahissait la trachée, ou même tout l'arbre bronchique, donnait lieu, principalement pendant la nuit, à des quintes d'une toux violente, retentissante, assez intense quelquefois pour produire de la suffocation ou des vomituritions, et laissant dans la région sternale et vers les attaches du diaphragme une sensation de fatigue douloureuse. Les malades se plaignaient d'une sensation de chatouillement continuel à la gorge, provoquant le besoin de tousser, ou de faire une expiration bruyante, ce que les Anglais désignent par l'expression imitative de *hemming* (du verbe *to hem*), quelquefois d'un peu de gêne ou de douleur dans la déglutition. Les accès de fièvre, s'ils s'étaient montrés dans la première période, cessaient le plus souvent, ou étaient représentés par un simple malaise périodique. Cette affection pouvait durer plusieurs semaines, laissant quelquefois les malades dans un état de faiblesse, qui n'était pas en rapport avec le peu de gravité d'une affection qui ne leur avait paru être qu'une simple indisposition.

J'ai examiné la gorge d'un grand nombre de ces malades, et chez ceux qui avaient de l'enrouement, un chatouillement à la gorge, du *hemming*, j'ai trouvé un développement considérable avec rougeur des follicules pharyngiens ; chez quelques uns, l'épiglotte était d'une couleur rouge uniforme, et d'un aspect grenu, tomen teux ; chez un grand nombre de ces malades j'ai observé des signes prononcés d'herpétisme. Ces granulations préexistaient-elles à la maladie accidentelle, et avaient-elles seulement subi sous son impulsion un développement anormal? Je crois qu'il en fut ainsi chez un certain nombre ; car après la disparition des accidents, j'ai retrouvé les glandules beaucoup moins volumineuses, beaucoup plus pâles, mais bien caractérisées, et les malades reconnaissaient avoir ce *hem* caractéristique que souvent ils n'avaient pas remarqué auparavant, parce que leur attention n'avait pas été attirée vers ce phénomène.

Je suis bien éloigné, cependant, de prétendre que ce développement des glandules pharyngiennes, se rattachant à une affection catarrhale aiguë, suppose nécessairement une diathèse herpétique, ou ne soit que l'exagération d'un état morbide préexistant. Je suis persuadé qu'il y a des inflammations catarrhales simples du larynx à forme *granuleuse*, comme il existe des conjonctivites et des métrites granuleuses dégagées de toute influence diathésique (1).

Mais je crois pouvoir conclure de mes observations que la diathèse herpétique et le développement morbide des glandules pharyngiennes prédisposent à ces catarrhes, et surtout favorisent la forme laryngée qu'ils revê-

(1) Les mêmes faits se reproduisent sur la peau. La diathèse dartreuse peut s'y exprimer par des affections aiguës ou chroniques ; et d'une autre part, cet organe peut être le siége d'états morbides très divers, qui offrent de l'analogie avec les manifestations herpétiques, et se développent sous l'influence de causes accidentelles et passagères, ou d'autres conditions diathésiques.

tent assez souvent. Chose remarquable : en même temps que, chez les adultes, j'observais ces laryngites, j'ai soigné plusieurs enfants affectés de laryngites striduleuses, dont quelques-unes graves. J'en rapporterai plus bas une observation dans laquelle le diagnostic pouvait offrir quelque incertitude. Le pharynx, chez ces enfants, était en général granuleux d'une manière très prononcée, et chez quelques-uns qui avaient eu plusieurs attaques successives de la même affection, il existait des eczémas, des pityriasis, ou des lichens rebelles. Était-ce une simple coïncidence? La diathèse herpétique interviendrait-elle quelquefois comme condition pathogénique des affections catarrhales du larynx chez l'enfant? C'est une question sur laquelle j'appelle l'attention des médecins spéciaux. Je puis dire seulement que quelques malades, atteints d'angine granulée chronique, se rappelaient avoir eu dans leur enfance des attaques de faux croup. Mais, je le répète, je n'en tire aucune conclusion ; les faits dont je dispose sont trop peu nombreux, et je suis d'ailleurs convaincu que toute laryngite peut présenter, chez l'enfant, le caractère striduleux, très rare dans la laryngite aiguë chez l'adulte (1), et qui tient très probablement aux conditions spéciales de l'organe vocal dans le premier âge.

(1) J'ai traité dernièrement une femme, atteinte de syphilis constitutionnelle, et qui fut prise d'aphonie au milieu de la période éruptive; une première cautérisation, faite avec une solution d'azotate d'argent au dixième, parut la soulager ; une deuxième provoqua, au bout de quelques heures, un véritable accès d'angine striduleuse, avec orthopnée, toux croupale, etc., et qui se répéta encore, quoique affaiblie, le jour suivant.

Une autre tentative ayant amené des accidents semblables, sans

Voici quelques observations de laryngite aiguë, avec développement morbide des follicules pharyngiens.

Au mois de février 1856, je reçus à l'hôpital de la Pitié la femme R... âgée de trente-cinq ans; née d'un père sujet aux maladies herpétiques, elle a été elle-même affectée de pityriasis, de prurit vulvaire, et raconte avoir été pendant assez longtemps tourmentée par une indisposition que j'ai observée dans les mêmes conditions diathésiques : c'était un besoin fréquent et irrésistible d'uriner, qui se faisait sentir, le soir surtout, et lorsqu'elle se trouvait dans une atmosphère chaude ; elle en fut guérie, dit-elle, par l'usage des bains sulfureux. La femme R... est assez sujette aux rhumes. Dans l'hiver de 1856, à la suite d'un refroidissement, elle fut prise soudainement de toux et d'un enrouement, bientôt porté à un tel degré, qu'elle devint complétement aphone ; elle se décida alors à entrer à l'hôpital ; sa respiration était sifflante, suspirieuse ; sa toux rauque ; elle accusait de la dyspnée ; elle avait de la fièvre ; l'isthme du gosier et le pharynx étaient d'un rouge vif ; celui-ci granuleux d'une manière très prononcée ; les amygdales et les glandes sous-maxillaires étaient un peu tuméfiées ; la malade accusait un chatouillement incommode au niveau du larynx, et un peu de gêne dans la déglutition.

que la voix éprouvât aucune modification favorable, et la malade accusant de la dyspnée, et une douleur croissante dans la région laryngée, je renonçai à cette médication, et je fis des insufflations avec de la poudre de gomme et du calomel. L'amélioration fut immédiate, et après quelques insufflations, la malade pouvait parler distinctement. Je substituai après quelques jours l'alun au calomel, et cette femme fut rapidement et complétement guérie.

Un vésicatoire appliqué sur la région sternale, une potion belladonée, un gargarisme adoucissant amenèrent une prompte disparition de ces accidents, et au bout de six ou huit jours, la malade sortit guérie.

L'observation suivante offre de l'intérêt par l'existence de lésions glanduleuses, et par la violence des symptômes qui ont été à la fois plus graves, et surtout beaucoup plus opiniâtres que ceux qu'on observe ordinairement dans une simple angine striduleuse. Au lieu d'une congestion passagère, ou d'une inflammation superficielle du larynx, il est permis de croire, d'après la raucité permanente de la voix, portée jusqu'à l'aphonie, que, dans ce cas, l'affection de cet organe était plus profonde, et constituait un élément plus important de la maladie.

Le fils du comte de V..., âgé de huit ans, né d'une mère atteinte d'herpétisme, et sujet lui-même à des manifestations de même nature, ayant eu antérieurement des attaques de faux croup, était enrhumé depuis un jour ou deux, lorsque le 2 février il se réveilla en sursaut avec une toux rauque, rappelant l'aboiement du chien, de l'anhélation, de la fièvre. Je me rendis chez lui vers dix heures et demie; il était assis sur son lit; sa face était pâle, anxieuse, plombée; ses yeux étaient saillants, ses lèvres bleuâtres. On entendait de loin ses respirations, sifflantes, suspirieuses, précipitées, interrompues de temps en temps par une sorte de toux, ou plutôt d'aboiement étouffé. Le pouls battait 120 fois par minute, l'enfant parlait à voix basse; si on l'engageait à faire des efforts pour parler haut, il poussait des sons rauques, déchirés, et qui expiraient dans un chuchotement guttural. Cependant, quand

je lui demandais de prononcer une seule voyelle, il par-
venait à l'aide d'un effort à émettre un son assez distinct,
quoique voilé ; l'auscultation ne me fit constater autre
chose qu'un bruit respiratoire rude, dans toute l'étendue
de la poitrine. Le pharynx était rouge et *granuleux, les
glandes sous-maxillaires* étaient *tuméfiées*.

Malgré ce dernier symptôme, malgré l'aphonie, je
pensai que j'avais affaire à un de ces catarrhes laryngés
qui régnaient à cette époque, mais qui, trouvant un larynx
étroit et prédisposé, revêtait la forme pseudo–croupale,
sans qu'il y eût à l'intérieur formation de productions
couenneuses dont le pharynx d'ailleurs n'offrait aucune
trace. J'étais confirmé dans cette pensée par la soudai-
neté des accidents. Néanmoins j'instituai un traitement
énergique : administration immédiate de l'ipécacuanha
en poudre suspendu dans du sirop d'ipécacuanha, frictions sur la nuque et la région inter–scapulaire avec de
l'huile de croton ; onctions sur la partie antérieure du
cou avec de l'onguent mercuriel belladoné ; sinapismes
promenés sur les extrémités.

L'ipécacuanha amena plusieurs vomissements qui en-
traînèrent au dehors une assez grande quantité de mucosités, et furent suivis de soulagement ; dans l'après-midi
l'enfant fut pris de nouveau de suffocation, et réclama
lui–même un second vomitif qui avait été prescrit conditionnellement ; il en fut soulagé, et il se trouvait sous
cette impression de mieux-être, lorsque je l'allai visiter
vers le soir. Je lui prescrivis une potion belladonée avec
addition d'eau de laurier cerise, une nouvelle application
de sinapismes, et, conditionnellement encore, un vomitif,

si la dyspnée, qui n'avait jamais cessé, acquérait de nouveau la violence qu'elle présentait dans la matinée.

Le 3 février la respiration est toujours sifflante au même degré; cependant le malade accuse moins d'oppression, et peut garder la position horizontale; la face est toujours pâle, mais les lèvres sont rosées; le pouls offre quelques pulsations de moins; la voix est toujours aussi altérée. La friction d'huile de croton, pratiquée avec trop d'énergie, a produit sur toutes les parties qu'elle a atteintes, une large vésication. Je fis vomir l'enfant pour la troisième fois. Mêmes onctions, mêmes frictions.

Le 4 février l'oppression a cessé, l'émission des voyelles est de plus en plus nette; la voix est encore très rauque, par moment elle semble tendre à se dégager; l'enfant, cependant, parle bas habituellement.

Le 5 l'enfant commence à parler haut, quoiqu'il reste enroué; les glandules pharyngiennes sont toujours rouges, tuméfiées, ainsi que les piliers du voile palatin et les amygdales. Amélioration progressive à partir de ce moment.

Je vais rapporter actuellement quelques faits de laryngites passagères observées chez des sujets qui présentaient un développement morbide des glandules du pharynx, mais qui jusque-là n'avaient donné que peu ou pas d'attention à cette affection. Huit ou dix cas semblables se sont montrés à moi simultanément, chez des jeunes gens de dix-huit à vingt-deux ans, dans un établissement dont je suis médecin (l'École normale supérieure), et alors que régnait en ville une épidémie d'affections catarrhales.

Par cette coïncidence d'un état aigu, lié à une influence générale et d'une lésion ancienne, qui a pu en favoriser développement et en modifier l'expression, ces faits sont mixtes en quelque sorte, placés sur la limite de la forme aiguë et de la forme chronique, et me paraissent par cela même devoir trouver ici leur place.

1re OBSERVATION.— M. M... n'est pas sujet aux rhumes, il présente une éruption abondante d'*acné* et du *pity-riasis capitis*.

Le 9 décembre il reste un quart d'heure exposé à un courant d'air froid. Le 11, il s'aperçoit que sa voix est altérée ; peu de toux, pas d'expectoration. L'altération de la voix augmente les deux jours suivants.

Le 14, il vient me consulter ; sa voix est enrouée, il *hemme* de temps en temps ; léger degré de coryza, et sensibilité de la vue à la lumière ; aucune gêne dans la déglutition ; rougeur générale de la voûte palatine par pointillé, entremêlée de fines arborisations ; cette injection est limitée antérieurement par une ligne convexe en avant, qui, partant des dépressions constituées par les orifices des glandules palatines et indiquées par Albinus, se dirige en arrière et en dehors derrière les dernières molaires, et va gagner, en s'y éteignant, la face interne des joues. Tout l'espace circonscrit par cette courbe, toute la face antérieure du voile palatin, sont couverts de petites granulations semi-pellucides, arrondies, ayant l'aspect des œufs de poisson. Les piliers antérieurs sont fortement injectés. La luette est rouge, allongée, blanchâtre, et comme infiltrée à ses bords ; il existe une rougeur écarlate du pharynx parsemé de granulations et de vaisseaux dilatés, surtout à sa partie supérieure et sur les côtés.

La conjonctive palpébrale est rouge et légèrement grenue vers l'angle externe du repli palpébro-oculaire.

Je prescrivis à ce jeune homme l'usage du gargarisme suivant :

Décoction de têtes de pavots.	200 gram.
Sirop de lactucarium, ...	30 —
Teinture d'iode.	2 —
Iodure de potassium.	0,10 centigr.

Dès le lendemain, la voix était meilleure, l'injection de la gorge avait diminué, et après quelques jours de traitement, l'enrouement ayant cessé, ce jeune homme cessa de venir à l'infirmerie.

Nous retrouvons ici ces deux éléments qui se représenteront dans la plupart de mes observations : herpétisme, granulations pharyngiennes ; celles-ci, momentanément exagérées par un état congestionnel aigu, avaient diminué, sans disparaître, quand le malade s'est soustrait à mes soins ; je crains que, s'il ne suit pas un régime convenable, les fatigues vocales, inséparables de la profession dans laquelle il est engagé, n'amènent chez lui tôt ou tard un trouble permanent des fonctions du larynx ; et je suis d'autant plus autorisé à concevoir cette crainte, que je soigne en ce moment plusieurs jeunes professeurs qui ont été obligés d'abandonner la carrière de l'enseignement à cause de cette affection.

OBSERVATION II. — M. G..., âgé de vingt et un ans, bonne santé habituelle, sujet aux coryzas. *Acné* excessivement abondante sur le front, la poitrine et les épaules, *pityriasis capitis*, *pityriasisversicolor* sur la poitrine ; il n'est passujet à l'enrouement ; sa conjonctive droite est le siége de granulations agminées vers l'angle externe.

18 décembre. Il y a trois ou quatre jours, M. G... s'aperçut que sa voix changeait : depuis lors enrouement plus marqué le matin, il est obligé quand il se réveille d'attirer dans la gorge, par une sorte de reniflement, les mucosités accumulées dans la partie postérieure des fosses nasales. *Hem* fréquent ; un peu de chatouillement à la base de la langue et au niveau du larynx ; rougeur morbilliforme de la voûte palatine derrière les dépressions d'Albinus ; luette rouge, pendante, verruqueuse, infiltrée, blanchâtre sur ses bords, se replie sur la base de la langue ; granulations semblables à des œufs de poisson sur la voûte palatine ; granulations très nombreuses, petites et d'un rouge vif sur le pharynx.

Prescription. — Gargarisme avec 4 grammes de teinture d'iode pour 200 grammes de véhicule.

19 décembre. Mieux sensible.

20. Les granulations grosses ces jours-ci comme des grains de chènevis, n'ont plus aujourd'hui que les dimensions de fines têtes de camions. La rougeur s'éteint ; la voix est encore enrouée le soir et le matin ; le malade éprouve du picotement à la gorge, quand il se trouve dans une atmosphère chaude.

Au bout de trois jours, ces symptômes disparurent, et le malade quitta l'infirmerie.

J'ai l'occasion de revoir M. G... le 3 mars ; sa santé s'est maintenue jusqu'à ces derniers temps, où il a contracté un rhume ; il a encore un besoin assez fréquent de *hemmer*. Un peu d'enrouement par intervalles. La voûte du palais présente des petites saillies disséminées, demi-transparentes, du volume d'une tête de camion ; dans le pharynx, on aperçoit des arborisations vasculaires, se dessinant sur un fond chagriné, finement grenu ; en bas, et sur les côtés existent des granulations volumineuses ; la luette a ses dimensions normales. Je lui conseille l'usage de l'eau d'Enghien.

Voici en quelques mots un fait du même ordre.

OBSERVATION III.—M. B… présente une éruption d'acné très prononcée et très étendue ; le 3 novembre il est soumis à un refroidissement ; bientôt se développent les symptômes d'une pharyngo-laryngite aiguë avec tuméfaction des glandes pharyngiennes. Je lui prescris un gargarisme iodé ; le 7 septembre je touche le pharynx avec de la teinture d'iode pure ; le 8 il quitte l'infirmerie guéri.

Dans les faits précédents, l'état aigu accidentel se détache de l'affection chronique qu'il couvre et qu'il cache. Dans les suivants le fond chronique, si je puis m'exprimer ainsi, ressort sous l'état aigu, et se montre déjà, en partie du moins, avec les caractères qui lui sont propres.

OBSERVATION IV.—M. M… présente du *pityriasis versicolor*, et de l'acné sur toute la poitrine, sa tête est saupoudrée d'écailles pityriasiques, ses conjonctives palpébrales sont granuleuses ; tous les ans il est sujet à des coryzas intenses.

Le 17 décembre il vient à l'infirmerie, se plaignant d'enrouement, de picotements à la gorge, de difficulté à soutenir l'exercice de la parole. *Hem* fréquent ; quelques crachats muqueux ; rougeur par bandes sur la luette et sur la voûte du palais, qui est parsemée de petites granulations ressemblant à des œufs de poisson. Rougeur et aspect granulé des piliers antérieurs. A la partie supérieure du pharynx, granulations grosses comme des lentilles ; plus bas leur diamètre ne dépasse pas celui d'un grain de chènevis ; il égale celui d'un grain de millet inférieurement.

Prescription. — Gargarisme iodé, eau de goudron.

Le 7 janvier. Mieux sensible. *Hem* et crachats à peu près nuls ; il n'éprouve plus de picotements à la gorge ; glandules peu saillantes et à peine plus colorées que le reste de la muqueuse.

Je le revois le 28 ; sa voix est forte, très légèrement enrouée ; il supporte bien l'usage de la parole ; je lui conseille l'eau d'Enghien pour compléter sa guérison.

2 mai. J'examine de nouveau **M. M...** Sa voix a toujours quelque chose d'un peu rauque ; besoin fréquent de *hemmer.* Par moments, un peu d'enrouement ; cependant depuis le traitement qu'il a subi il a pu pendant un mois faire, quatre fois par semaine, quatre heures de classe par jour ; il en a ressenti de la fatigue, et sa voix le soir était un peu voilée, mais il reconnaît que deux mois auparavant il eût été dans l'impossibilité de remplir cette tâche. Il a toujours beaucoup d'acné sur le front, et du pityriasis sur la poitrine ; son pharynx est hérissé de grosses granulations lenticulaires.

Je lui conseille de prendre de nouveau de l'eau d'Enghien pendant un mois, et d'y joindre l'usage des bains sulfureux.

Observation V. — M. J... présente de l'acné, du *pity-riasis capitis*, et quelques granulations conjonctivales ; il entre à l'infirmerie le 17 décembre ; depuis quelque temps il éprouve des douleurs dans le dos ; depuis quelques jours, enrouement, *hem* fréquent, picotements au niveau du larynx, sensation de constriction, et, suivant son expression, de *raclage* dans la même région ; il accuse une gêne au sommet de la poitrine et derrière le sternum. Ces symptômes sont plus prononcés le matin. Il rejette alors quelques crachats muqueux. Le pharynx présente des granulations, dont les plus volumineuses existent en haut et en dehors ; leur volume varie entre celui d'une lentille et celui d'un grain de chènevis ; la luette est allongée et entourée d'un liséré blanchâtre.

20 décembre. L'usage d'un gargarisme iodé et de l'eau de goudron a fait cesser le chatouillement et la constriction laryngée ; les autres symptômes persistent, l'enrouement est peut-être plus prononcé ; je touche le pharynx avec de la teinture d'iode ; cette opération produisit une irritation qui dura deux jours, elle diminua ensuite en même temps qu'un coryza se développa.

Prescription. — Gargarisme avec 3 grammes d'alcoolature d'aconit ; pilules avec 15 centigrammes d'iodure de potassium.

24 décembre. Le malade est notablement mieux ; le coryza a diminué ; la voix est plus nette. (Nouvelle application de la teinture d'iode.)

28. Hier le malade a éprouvé de nouveau des picotements après s'être fatigué et avoir subi l'impression du froid aux pieds. L'iodure de potassium a, dit-il, favorisé

l'expectoration et fait disparaître la gêne qu'il éprouvait au sommet de la poitrine et derrière le sternum. (Gargarisme avec l'alcoolature d'aconit, troisième application de la teinture d'iode.)

5 janvier. Mieux notable, *hem* très rare, enrouement moindre, gorge débarrassée, suivant l'expression du malade ; granulations toujours saillantes, luette toujours allongée, un peu d'expectoration le matin. Je supprime le gargarisme et je touche avec la teinture.

16 janvier. La dernière opération a été suivie d'une sensation de gêne qui a duré deux jours ; depuis lors, amélioration progressive ; diminution de l'enrouement ; *hem* presque nul ; le chatouillement a disparu ; le malade accuse des douleurs à la nuque. (Teinture d'iode.)

19 janvier. Le mieux se confirme ; encore un peu de douleur dans la région cervicale.

23. Voix de plus en plus nette ; à peine un peu de *hem* le matin. Granulations petites et peu saillantes, touchées avec la teinture.

28. La douleur à la nuque a cessé ; il en a éprouvé une légère dans les régions scapulaires. Sa luette est à peu près normale. Hier, ayant été exposé au froid, il a contracté un peu d'enrouement. Du reste sa santé générale est notablement meilleure : son teint est plus animé, ses joues ont augmenté. Je touche le pharynx avec la teinture d'iode pour la dernière fois.

Comme il restait chez ce jeune homme une susceptibilité de l'organe vocal, qu'excitait la cause la plus légère, je lui ai conseillé l'usage de l'eau d'Enghien.

2 mars. M. J. n'a pas suivi ma prescription. Il a pâli

de nouveau, sa gorge est toujours très délicate et il s'enroue facilement. Il va commencer prochainement l'usage
de l'eau d'Enghien et des bains sulfureux.

J'avais voulu soumettre ces jeunes gens à l'usage des
eaux sulfureuses (1) combinées avec des applications
topiques pour arriver à une guérison complète ; mais se
trouvant très soulagés et en état de remplir leurs devoirs
professionnels, ils ont reculé devant un traitement dont
ils ne comprenaient pas la nécessité.

(1) Des motifs d'économie font préférer dans les établissements
publics les eaux d'Enghien aux Eaux Bonnes ; je prescris ces dernières
toutes les fois que je puis les employer.

CHAPITRE V.

Les observations précédentes nous ont fait assister, en quelque sorte, aux premières manifestations de la maladie, déjà caractérisée dans la lésion pharyngienne, et cependant ne se révélant à la conscience du malade que quand une exacerbation passagère venait en exagérer les symptômes et, suivant toute probabilité, étendre momentanément le travail morbide au delà de son foyer primitif. Nous allons maintenant la suivre dans son évolution, en étudier les phénomènes dans leur enchaînement et dans leur connexité avec les lésions; je reviendrai ensuite sur les détails qui n'auraient pas trouvé place dans cette description générale.

Phénomènes précurseurs. — L'angine glanduleuse (1) dès la première enfance semble quelquefois s'annoncer

(1) Je présente cette relation sous une forme dubitative, parce que les faits que je possède ne me paraissent pas assez nombreux pour l'établir d'une manière incontestable. Ces jours-ci encore, j'ai soigné plusieurs enfants, sujets à la *toux croupale*, et dont les parents sont atteints d'angine granulée. Hier, j'ai vu un enfant de douze ans, dont la face présentait des groupes de lichen, qui (m'a-t-on dit), constituaient chez lui une affection habituelle; il a eu fréquemment dans son enfance *des attaques de faux croup*, et a conservé une disposition à des accès d'enrouement qui se répètent plusieurs fois chaque année; il éprouve

par de fréquentes attaques de toux croupale, coïncidant avec des manifestations herpétiques. Plus tard,
c'est une disposition à des enrouements passagers, qui
se renouvellent plusieurs fois chaque année, principalement dans les saisons variables. Cette altération de la
voix est très souvent, comme je l'ai déjà dit, précédée de
coryzas répétés, qui laissent dans la partie postérieure
des fosses nasales une habitude de sécrétion abondante,
épaisse, jaunâtre ou verdâtre, que le malade est obligé
de ramener tous les matins de la gorge dans la bouche.

Souvent encore, en coïncidence, quelquefois même en
alternance avec ces phénomènes, les conjonctives palpébrales s'injectent; les bords ciliaires offrent une rougeur habituelle, sont le siége de démangeaisons et ont
de la tendance à s'agglutiner le matin. Des groupes granuleux rarement pâles, le plus souvent d'un rouge purpurin, entre-semés quelquefois de petits points jaunâtres,
se développent vers l'angle externe du repli palpébro-
oculaire. À ces lésions correspondent des troubles de la
vue que j'ai décrits ailleurs (p. 20).

Première période. — En général, c'est après la puberté que la maladie se manifeste. Quelquefois son invasion est soudaine; elle vient après des exercices immo-
dérés de la voix, ou après un refroidissement : chez un de
mes malades, ce fut à la suite d'excès de chant et de
tabac; chez un autre, après une chute dans l'eau froide,
pendant qu'il était en sueur; un troisième était resté

de temps en temps un sentiment d'embarras à la gorge qui le porte à
faire des expirations brusques et bruyantes; son pharynx est le siége
de granulations nombreuses et volumineuses.

pendant quelque temps enseveli dans la neige en traversant une montagne. Un plus grand nombre assigne pour
origine à cette affection une bronchite aiguë, ou une
série de bronchites, qui ont laissé à leur suite une altération permanente de la voix. Le plus souvent, les débuts
sont lents, insidieux; ils peuvent pendant longtemps
passer inaperçus. Les malades éprouvent de temps en
temps une sensation d'embarras, de picotement, de chatouillement, de cuisson, dans le gosier, d'occlusion du
larynx, qui les portent à faire une expiration brusque,
rauque, bruyante (1), quelquefois, c'est une sorte de reniflement pharyngien, un mouvement d'expuition, d'autres
fois une expiration forte et sonore, une espèce de rugissement guttural, ou bien ils répètent de fréquents mouvements de déglutition, comme pour se débarrasser
d'un corps étranger qu'ils croient sentir à l'isthme du
gosier.

Quelques malades accusent par moments un peu de
douleur en avalant (2).

Par intervalles, le soir principalement, et surtout si

(1) Je me servirai désormais, pour indiquer ce phénomène caractéristique, des mots anglais *hem* et *hemming*, qui le représentent à l'oreille
et l'expriment mieux que ne pourraient le faire de longues périphrases.

(2) Un malade me disait avoir d'abord senti une douleur sur la base
de la langue; plus tard, cette sensation descendit vers le pharynx, et
la voix devint rauque; la marche de la maladie est le plus souvent
descendante; elle commence souvent par la partie postérieure des
fosses nasales, quelquefois par les amygdales (Green), et de là s'étend
au pharynx pour envahir le larynx. D'autres fois, comme je l'ai dit,
elle suit une marche nverse; une trachéo-laryngite en marque le
début. Souvent le larynx et le pharynx sont simultanément affectés.

dans la journée le malade a parlé plus haut et plus longtemps que de coutume, sa voix devient rauque ou simplement voilée ; il n'en peut longtemps soutenir l'exercice.
C'est surtout quand il se trouve dans une atmosphère
resserrée et d'une température élevée, que ce symptôme
se manifeste ou devient plus prononcé. L'impression du
froid, du vent, le refroidissement des pieds peuvent
produire le même effet ; le matin, après le repos du
sommeil, le malade retrouve souvent toutes ses facultés
vocales. Chez quelques-uns cependant, spécialement
chez ceux qui sont affectés de coryzas chroniques, il
y a un peu d'enrouement et de *hem* au moment du réveil.
Dans quelques cas même, c'est exclusivement à cette
heure que ces phénomènes se produisent.

Les chanteurs, les orateurs, sont avertis plus promptement du développement de cette maladie et donnent
plus d'attention à ses symptômes par la gêne qu'ils
éprouvent dans l'exercice de leur profession ; ils s'aper-
çoivent que leur voix a moins de puissance, moins de
pureté, moins d'étendue, qu'elle est trémulante ou terne
dans certaines notes (voyez l'observation 4e). Obligés
de lutter contre ces obstacles, ils éprouvent bientôt
un sentiment de fatigue, et quelquefois même d'oppression. S'ils répètent ces efforts, s'ils négligent ces
premiers symptômes, bientôt la maladie s'aggrave ;
la fatigue et l'enrouement surviennent beaucoup
plus promptement dans l'exercice de la parole, et en
général plus rapidement encore dans la lecture à haute
voix.

Il n'y a pas ordinairement de toux à cette période,

ou du moins elle n'est pas continue; car les malades affectés d'angine m'ont paru très disposés à contracter des rhumes, et chaque rhume détermine dans l'état de la voix une aggravation qui peut lui survivre. L'expectoration est très peu abondante; de temps en temps le matin, surtout après des efforts de *hemming* ou un mouvement de toux, le malade rejette quelques grumeaux visqueux, quelquefois opaques, plus souvent transparents ou légèrement opalins, grisâtres lorsque le malade a respiré la fumée des foyers ou des lumières artificielles, parsemés de points blancs, et ressemblant beaucoup à de l'empois, ainsi que l'a fait observer M. le professeur Chomel. Sous l'influence des exacerbations si communes dans cette affection, l'expectoration devient plus abondante, plus fluide d'abord, très épaisse ensuite, très tenace, et d'un jaune ambré. Quelquefois, à la suite d'efforts d'expuition, les malades rejettent du sang mêlé à des mucosités filantes; cet accident, qui les inquiète beaucoup, s'explique probablement par la rupture d'un des ramuscules vasculaires du pharynx, qui acquièrent dans cette affection, comme nous le dirons bientôt, un développement considérable. Le docteur Green affirme s'être assuré que l'hémorrhagie émanait de cette source. J'ai plusieurs fois rencontré des personnes affectées d'angine granuleuse qui disaient avoir eu des hémoptysies sans que l'on pût constater chez elles aucun signe de tubercules pulmonaires. Mon collègue et ami le docteur Sée m'a dit connaître un frère et une sœur, tous deux à l'abri de tout soupçon d'affection tuberculeuse, qui avaient craché du sang dans ces conditions (1). Dans quelques cas, la pression réveille un peu de sensibilité sur les parties latérales du larynx.

Les accidents que nous venons d'énumérer peuvent s'aggraver sous l'influence de toutes les causes qui semblent favoriser un mouvement congestionnel vers le larynx, ou qui produisent un ébranlement général de l'organisme : ainsi la suppression d'une sueur habituelle (voyez observation 1"), le travail physique ou intellectuel poursuivi avec trop d'ardeur, les émotions morales en amènent le retour. Des malades m'ont assuré que la seule action d'écrire provoquait chez eux une sensation douloureuse au larynx, comme si cet organe, lorsqu'ils traçaient des mots, subissait l'excitation nerveuse qui en eût précédé l'articulation. Le docteur Henri Gueneau de Mussy m'a dit avoir souvent observé que chaque retour du flux menstruel était marqué par une aggravation des symptômes. Je connais une dame chez laquelle les grossesses produisent le même effet, et qui tousse pendant toute leur durée. Les excès de tous genres, l'habitude de fumer, l'impression du froid, agissent dans le même sens. L'humidité est nuisible au plus grand nombre; d'autres, au contraire, la recherchent et croient éprouver du soulagement sous son influence; généralement, les malades deviennent excessivement sensibles aux variations atmosphériques.

En même temps que se manifestent ces troubles de l'appareil vocal, plusieurs malades accusent des phénomènes dyspeptiques, un sentiment de chaleur doulou

____

(1) Voyez l'observation de Morgagni, p. 5.

reuse à l'épigastre et sur le trajet de l'œsophage. Un certain nombre présentent une disposition hypochondriaque ou mélancolique. Leur énergie est abattue; ils sont tristes, inquiets, exagèrent leur mal, en assombrissent les conséquences. Quelquefois ils luttent en vain contre des idées de découragement qui les obsèdent, et que leur raison est impuissante à éloigner. Si je m'arrête sur ces symptômes, c'est que le docteur Green leur accorde une certaine importance et semble les rattacher à l'angine granulée. Il se peut que dans certaines conditions professionnelles, la préoccupation causée par une maladie qui empêche l'exercice de la parole amène les troubles nerveux dont on vient de parler; mais s'il existe entre ceux-ci et l'angine quelque rapport pathogénique, si leur coïncidence n'est pas accidentelle, je serais plus disposé à admettre que ces diverses manifestations naissent par une commune origine d'une même racine diathésique. Il est possible encore que, dans certains cas, ces névroses jouent dans le développement de l'angine le rôle de causes occasionnelles, car ainsi que nous l'avons dit, toutes les diathèses trouvent de puissants auxiliaires dans les conditions qui dépriment le système nerveux et affaiblissent l'énergie vitale.

Si l'on fait ouvrir la bouche au malade et qu'on déprime la base de la langue (1), on aperçoit le plus sou-

---

(1) On a imaginé divers instruments pour faciliter cette exploration; le meilleur est l'abaisse-langue du docteur Green, large spatule plate, courbée à angle presque droit et montée sur un manche. Les abaisse-langue, qui sont creusés à leur face linguale de stries ou de cannelures, ont le grave inconvénient d'être difficilement nettoyés. Un petit bour-

vent une injection générale de l'isthme, du voile du palais et du pharynx. Cette coloration varie de nuance et d'aspect : quelquefois d'un rouge purpurin uniforme, presque scarlatineux, d'autres fois par taches morbilliformes ou par pointillé fin. Cette rougeur, ainsi que les autres lésions que nous allons indiquer, est presque constamment limitée en avant par une ligne courbe à convexité antérieure, dont le sommet correspond aux petites dépressions décrites par Albinus, et dont les extrémités, se portant en arrière et en dehors, vont mourir derrière les dernières molaires. La partie voisine de la muqueuse buccale m'a paru souvent offrir une légère suffusion sanguine et retenir l'impression des dents. Dans les limites que je viens d'indiquer et que l'on retrouve, chez presque tous les sujets, nettement circonscrites, le voile du palais est perlé d'une multitude de petites saillies arrondies, semipellucides, plus rarement rouges, semblables à des œufs de poisson, et tranchant en général par leur aspect luisant sur la teinte plus mate de la membrane muqueuse, qui est ordinairement tapissée d'un mucus transparent. Autour de leurs bases, on aperçoit un réseau de vaisseaux capillaires extrêmement fins, par petites houppes pénicillées, anostomosées entre elles.

La luette est presque constamment augmentée de volume, allongée, élargie (je l'ai vue égaler le diamètre du petit doigt), pendante sur la langue, dont elle titille

relet à leur extrémité, ou mieux encore une légère courbure en bec comme celle que présente le manche des cuillers, sont utiles dans quelques cas pour mieux déprimer la base de la langue, et la ramener en avant, de manière à mettre en vue l'épiglotte.

la base, cause fréquente de cette sensation qui porte le
malade à faire des mouvements de déglutition, mais qui
est provoquée dans d'autres cas par la présence de mucosités sur la paroi pharyngienne. Quand elle se porte en
arrière, elle peut causer des accès de toux, accompagnés de suffocation. Elle détermine par son contact avec
la muqueuse linguale une impression tactile incommode
que le malade transporte quelquefois au sens du goût, et
qu'il exprime par les mots de saveur métallique, styptique, etc. Sa surface est verruqueuse, inégale, mamelonnée, injectée, et ces aspérités sont formées par des
granulations de différents volumes, dont les unes sont
semblables aux granulations palatines, et dont les autres.
beaucoup plus volumineuses, tantôt rouges, tantôt jaunâtres, sont entourées à leur base d'un cercle vasculaire.
Sa forme est très variable : tantôt renflée au sommet
comme un battant de cloche (1), d'autres fois pointue (2), parfois cylindrique ou rubanée. Elle est très
souvent infiltrée. Alors, si la muqueuse est pâle, elle prend
une teinte d'un blanc mat; si cette membrane est injectée,
le voile du palais et la luette paraissent comme couverts
d'une gaze blanchâtre, principalement sur leurs bords,
qui semblent entourés d'un liséré blanc. Quelquefois l'extrémité de lu luette est renflée et forme une vésicule trans-
lucide (3). Il n'est pas très rare de la voir se recourber
et se replier sur elle-même par l'action du muscle sta-

(1) Voyez la planche, fig. 6.
(2) Voyez la planche, fig. 5.
(3) Voyez la planche, fig. 4.

phylin, et venir de sa pointe toucher le voile du palais (1).

Les piliers ne participent pas également à ces altérations : quelquefois elles s'y reproduisent dans toute leur intensité, dans tous leurs éléments; d'autres fois l'un d'eux, plus souvent le postérieur, est bordé d'une bande d'un rouge foncé, chagrinée, et dont la couleur tranche sur celle des parties voisines (2).

Il est assez commun de voir les amygdales simultanément affectées, tantôt augmentées de volume, tantôt, au contraire, comme atrophiées, réduites par le développement exagéré de leurs lacunes à une sorte de réseau anfractueux; dans tous les cas, on y aperçoit des granulations semblables à celles du pharynx et de la luette. Chez quelques sujets, toutes les parties que nous venons de décrire paraissent épaissies, comme hypertrophiées, de manière à rétrécir notablement l'ouverture du gosier (3).

C'est sur le pharynx qu'on aperçoit les lésions les plus remarquables; pour les bien étudier, il est important de placer le malade en face du jour, de déprimer fortement la base de sa langue, quelquefois de l'engager à faire un effort de toux ou d'expectoration, si une couche de mucosités dérobe à l'œil l'aspect des parties profondes. Assez souvent cette exploration provoque une contraction violente des muscles pharyngiens; les piliers postérieurs se rapprochent et forment comme un rideau qui, pen-

(1) Voyez la planche, fig. 7.

(2) Voyez la planche, fig. 1 *d*.

(3) On pourrait voir l'indication de cette lésion dans l'Ιατρίον d'Arétée (voy. p. 5), qu'il définit ainsi : « *Est affectus membranarum ab utrâque parte jacentium, quæ veluti squammæ latæ, aut vespertilionum alæ conspiciuntur.* » (*Loc. cit.*, p. 6, édition de Boerhaave.)

dant quelques instants, cache complétement la vue du pharynx. Cette occlusion est, d'autres fois. déterminée par les parois latérales du pharynx, qui forment alors comme deux colonnes cylindriques marchant à la rencontre l'une de l'autre, derrière les piliers postérieurs.

Il faut attendre quelque temps que ces contractions oscillantes s'arrêtent (1), et que les parties s'habituent au contact de l'instrument; alors la paroi postérieure du pharynx apparaît hérissée de granulations très différentes par leur forme, leur nombre, leur volume, et dont je vais indiquer ici les principales variétés, me proposant d'y revenir plus tard.

Quelquefois au milieu d'une injection vive on aperçoit de petites saillies semblables à des grains de semoule, telles à peu près que se montrent les granulations palatines, et sous lesquelles j'ai vu dans quelques cas la muqueuse présenter une coloration écarlate, un aspect luisant, comme vernissé (voy. observation 11e). Avec ces caractères coïncide ordinairement une sensation pénible de séchéresse dans la gorge.

D'autres fois c'est une rougeur vive, foncée, uniforme, avec une surface grenue et chagrinée sur laquelle se détachent quelques granulations plus saillantes, arrondies, lenticulaires ou pisiformes, au lieu de la teinte communément rosée et de la surface lisse que présente

______

(1) Cette temporisation est d'autant plus nécessaire, que j'ai vu chez quelques sujets, sous l'influence des contractions musculaires et des efforts de vomissement, la membrane muqueuse pharyngienne prendre momentanément un aspect granuleux, par une sorte d'érection de ses glandules analogue à celle qui se produit sur la peau dans le phénomène de la *chair de poule.*

cette membrane muqueuse dans les conditions normales. Dans le plus grand nombre des cas, ces granulations forment des groupes irrégulièrement arrondis, dont le volume varie entre celui d'un grain de millet et celui d'une lentille; elles ont un à trois millimètres d'épaisseur. Souvent, quand on les examine avec attention, on voit qu'elles sont lobulées, comme mamelonnées, constituées par l'agrégation de granulations plus petites. Tantôt elles ponctuent la membrane muqueuse à des intervalles presque réguliers; d'autres fois elles forment des séries moniliformes, des pilastres saillants, des figures allongées, semblables à ces larmes dont on orne les draps mortuaires; ou bien encore elles se contournent en capricieuses arabesques donnant à la paroi pharyngienne un aspect comme réticulé (1). Plus rarement je les ai vues constituant des plaques polygonales, quelquefois presque quadrilatères, ayant le diamètre d'une pièce de 25 ou même de 50 centimes, planes, légèrement bombées à leur partie moyenne, situées vers le milieu du pharynx. Leur dissémination est très variable comme leur configuration : tantôt les plus volumineuses occupent la partie supérieure du pharynx, et elles vont diminuant de volume à mesure qu'elles se rapprochent de l'œsophage et du larynx; d'autres fois,

______

(1) J'emprunte la plupart de ces comparaisons à la description faite par M. Chomel, et aux notes que m'a communiquées mon excellent cousin et ami le docteur Henri G. de Mussy, médecin de la maison d'Orléans, qui avait commencé il y a quelques années, sur l'affection qui nous occupe, un travail que les circonstances ne lui ont pas permis de terminer.

mais plus rarement, je crois, on observe une disposition inverse : presque constamment, c'est sur les côtés du pharynx, derrière les piliers postérieurs, qu'elles forment les agglomérations les plus volumineuses et les plus confluentes; elles sont ordinairement plus discrètes vers la ligne médiane. Presque toujours leur coloration est plus rouge et plus foncée que celle de la muqueuse voisine; elles sont violacées dans certains cas, d'autres fois jaunâtres à leur sommet. Cette dernière disposition peut être générale, et ce matin même j'ai examiné un malade chez lequel le pharynx et le voile du palais étaient d'un rouge foncé; sur les piliers, sur les tonsilles, sur toute la surface pharyngienne, on apercevait de nombreuses saillies glanduleuses offrant à leur sommet des taches jaunes d'un à deux millimètres de diamètre. Sous la pression que faisait subir à ces petites tumeurs la contraction violente des muscles pharyngiens, plusieurs d'entre elles donnèrent issue à une gouttelette d'un liquide puriforme. J'ai plusieurs fois observé ce phénomène, et dans les notes que m'a transmises le docteur Henri G. de Mussy, je trouve qu'il a vu « un liquide opaque s'écouler, par un *orifice évident,* » de mamelons granuleux à forme conique, ayant à leur » base la largeur d'une lentille. » Le docteur Green a cité des faits analogues.

On verra plus loin une observation que je crois unique dans la science, dans laquelle les glandules laissaient sortir de petites concrétions allongées, arrondies, assez semblables, pour la configuration, aux osselets de l'ouïe, composées de phosphate et de carbonate calcaires; les amygdales en fournissaient également (observation 3ᵉ). Dernièrement un jeune malade affecté d'arthrite chronique, et sujet à une toux habituelle avec raucité de la voix, m'a remis quelques concrétions analogues qu'il avait expectorées, sans qu'il m'ait été donné, comme chez l'autre, d'en constater le point de départ.

Le plus souvent, la membrane muqueuse, entre les granulations, est rouge, congestionnée, mais à un moindre degré que celles-ci dans le plus grand nombre des cas; elle peut être très pâle, d'un blanc jaunâtre chez les chlorotiques, et j'ai vu cette décoloration s'étendre aux saillies glanduleuses elles-mêmes.

Dans l'angine granuleuse bien caractérisée, on observe habituellement, à la surface du pharynx, de gros vaisseaux dilatés, comme variqueux, d'un rouge foncé, quelquefois livide, qui entourent de leurs anastomoses la base des mamelons granuleux, et forment dans leurs intervalles un réseau à mailles plus ou moins serrées. Ce développement vasculaire est surtout bien remarquable et bien apparent quand la membrane muqueuse est pâle et anémiée. Il est commun de voir la surface pharyngienne tapissée de mucosités spumeuses, qui peuvent en masquer l'aspect. S'il y a coïncidence de coryza aigu ou chronique, elle est couverte de mucosités épaisses qui s'échappent des orifices postérieurs des fosses nasales.

Cette disposition hypertrophique des glandules sous-muqueuses s'étend aux follicules du tiers postérieur de la langue : leurs orifices dilatés acquièrent quelquefois alors des dimensions considérables; les papilles du V m'ont paru, dans un certain nombre de cas, avoir une grandeur anormale. En déprimant fortement la base de la langue pendant qu'on la tire en avant, on peut souvent apercevoir l'épiglotte. Des vaisseaux dilatés, réticulés, apparaissent à sa surface qui, ordinairement, est d'un jaune pâle. Je l'ai vue, chez quelques malades, d'un rouge-cerise uniforme ; la membrane muqueuse, épaissie, présentait un aspect tomenteux. J'y ai quelquefois distingué des granulations, et nous verrons plus tard que les recherches microscopiques confirment ces observations. Elles nous démontreront également ce que l'examen des symptômes ne permettait pas de mettre en doute : que la lésion s'étend aux glandules du larynx, de ses ventricules et des cordes vocales.

L'altération organique du larynx est évidemment la cause principale du trouble fonctionnel qui caractérise cette affection. Aussi, bien qu'en général il soit en rapport avec la lésion pharyngée, ce rapport est loin d'être absolu. Dans beaucoup de cas on ne peut, d'après le développement de l'une, mesurer la gravité de l'autre ; on voit des malades chez lesquels les fonctions vocales sont gravement atteintes, et dont le pharynx ne présente qu'un petit nombre de granulations (voy. observation 8e) ; et d'autres, au contraire, chez qui cette lésion est très prononcée, sans que leur voix soit notablement altérée.

Deuxième période. — La maladie peut s'arrêter pendant des mois et des années à la période dont nous venons de tracer les symptômes ; ceux-ci même peuvent s'atténuer jusqu'à disparaître momentanément sous l'influence du repos et des conditions hygiéniques favorables. Mais dans un grand nombre des cas, il n'en est pas ainsi : les accidents s'exaspèrent d'abord par accès dont la durée est plus ou moins longue ; ces accès se rapprochent et laissent après eux une aggravation progressive des phénomènes morbides. Si le malade est appelé à remplir des fonctions qui entraînent un exercice de la voix prolongé ou énergique, il est obligé d'y renoncer (voyez les observations).

La voix est habituellement dure, éraillée, rauque, souvent plus basse que son timbre naturel. Le soir, après la fatigue de la journée, au milieu d'une atmosphère chaude et resserrée, conditions que j'ai indiquées plus haut, elle s'éteint et s'enroue davantage, et le malade est condamné au silence. Chez quelques-uns l'aphonie finit par devenir presque complète et continue. Alors même qu'ils peuvent articuler des sons, ils sont portés à parler à voix basse par la fatigue qu'ils éprouvent lorsqu'ils cherchent à en produire ; le timbre en est de plus en plus altéré en même temps qu'affaibli, et s'ils cherchent à soutenir leur voix ou à la forcer, elle s'échappe en éclats discordants qui finissent en un chuchotement sourd.

Il est des cas cependant où ces efforts de phonation, loin d'être préjudiciables à l'état du malade, l'améliorent, et peuvent même, réglés avec méthode, devenir un des éléments du traitement. Il semble qu'alors il y ait une inertie des muscles vocaux, et que l'exercice leur rende la faculté de se tendre et de vibrer. On peut supposer encore que des mucosités accumulées, que l'état granuleux ou simplement congestif de la membrane muqueuse, opposent un obstacle à la phonation dans les conditions ordinaires du mouvement respiratoire, et qu'un effort plus énergique, une expiration plus puissante, parviennent à en triompher. Le docteur Henri G. de Mussy a connu un chanteur dont la voix, quand il parlait, était tellement rauque, qu'il n'abordait la scène qu'en tremblant, mais quand il chantait, elle sortait parfaitement claire, surtout lorsqu'il lançait une note avec force ; souvent même, à la suite des efforts du chant, sa parole était pendant quelque temps plus nette et plus claire.

En même temps le chatouillement laryngien devient plus continu, plus incommode, surtout dans les paroxysmes ; il semble au malade, suivant l'expression du docteur Hastings, qu'une plume ou un cheveu irritent l'orifice du larynx, et ce chatouillement augmente quand la bouche, largement ouverte, ouvre à l'air froid un accès plus direct dans le larynx, ou quand le malade fait une inspiration forcée. Il retentit quelquefois dans les fosses nasales, d'autres fois il se fait sentir à la base de la langue, le plus souvent c'est au niveau de l'os hyoïde ou dans l'espace thyro-hyoïdien. Il se propage, dans certains cas, derrière le sternum.

Chez quelques malades, au lieu d'une sensation de titillation, c'est une cuisson, un picotement, un sentiment pénible de sécheresse, une brûlure qui semble descendre quelquefois le long de l'œsophage et s'étendre jusqu'au cardia. Chez d'autres, c'est une pesanteur derrière le sternum, une gêne ou une constriction qui s'opposent à la libre pénétration de l'air. Si le malade cherche à surmonter cette résistance, s'il veut continuer à parler, il éprouve bientôt une fatigue dans la poitrine qui ne tarde pas à s'étendre à tout le système locomoteur. Le *hem* devient très fréquent, et redouble dans l'exercice de la parole; le malade fait souvent des efforts de toux ou ce mouvement guttural qui précède l'expuition; ou bien encore il éprouve le besoin continuel d'avaler : c'est une sorte de ténesme pharyngien. Ces symptômes redoublent surtout le matin et le soir. Il s'y joint quelquefois des quintes d'une toux laryngée, rauque, éraillée, déchirante, comme âpre à l'oreille, sourde et presque croupale dans les cas d'aphonie, bruyante et retentissante dans d'autres circonstances. L'action de parler, de chanter, de lire, les exercices violents, chez quelques malades le simple mouvement de se baisser, en provoquent le retour; elle a quelquefois, dans les exacerbations de la maladie, la violence, l'intensité, la forme et la périodicité des quintes de coqueluche, survenant par accès, qui se répètent huit à dix fois par jour; et ces exacerbations, qui reviennent à des intervalles plus ou moins éloignés, peuvent durer plusieurs semaines (voy. observation 2°).

Ces différents efforts expirateurs amènent de temps en temps des crachats dont les uns conservent la consistance glutineuse, l'apparence d'amidon cuit déjà signalée (1);

(1) M. le docteur Robin a bien voulu étudier au microscope un de ces grumeaux semblables à de l'empois et me faire assister à cet examen. Il était constitué :

1° Par des lamelles d'épithélium pavimenteux, à noyaux.

2° Par des noyaux libres contenant des nucléoles et appartenant évidemment aux cellules épithéliales.

3° Par des globules purulents. M. Robin, comme on sait, n'admet

tandis que d'autres sont plus opaques, ambrés, ou mu-
coso-puriformes, verdâtres, selon les périodes de la
maladie ; ces derniers se montrent surtout quand il y a
complication de trachéite. Si les quintes de toux sont
répétées, une expectoration de matières pituiteuses précède souvent celle des crachats muqueux. Quelques
malades attribuent à ces crachats une saveur sucrée ;
mais le plus souvent elle leur paraît salée ou amère, d'autres fois douceâtre. Il est une autre espèce de crachats que
j'ai observés plusieurs fois, et que je crois devoir rapporter
à cette affection, ce sont des concrétions demi-solides,
cylindriques, longues de un centimètre et demi environ,
du diamètre du petit doigt, vertes, et ressemblant assez
exactement, pour l'aspect comme pour la consistance, à
des morceaux d'asperges cuites. Les malades sont pris
tout à coup de quintes d'une violence extrême, ressemblant à des quintes de coqueluche, accompagnées d'un
sentiment d'angoisse et de suffocation, quelquefois prolongées au point qu'ils semblent menacés de perdre
haleine ; leur figure devient livide, leurs yeux sont san-
glants ; puis tout à coup s'échappent, et sont projetés à
plusieurs mètres de distance, comme lancés par une
sarbacane, les crachats que je viens de décrire, dont
l'expulsion termine la crise. Ces crises, chez quelques
malades, se répètent plusieurs fois par jour ; chez d'au-

pas que ces globules puissent se rencontrer dans le mucus normal ; et
leur présence accuse toujours, suivant lui, un état morbide de la membrane muqueuse qui les fournit.

4° Par des globules graisseux disposés par séries moniliformes.

5° Par du mucus se présentant sous un aspect réticulé.

tres, elles n'ont lieu qu'à plusieurs jours d'intervalle (voy. observations 5ᵉ et 13ᵉ). Je suis porté à croire que ces concrétions se forment dans les ventricules du larynx, qui possède, comme je l'ai dit ailleurs, un appareil glanduleux très développé. Si elles avaient les bronches pour origine, elles devraient, ce me semble, y trahir leur présence par des signes stéthoscopiques que je ne n'ai jamais pu constater ; elles intercepteraient l'accès de l'air dans une portion considérable du poumon, et dans la trachée elles produiraient un sibilus qui retentirait dans tout l'arbre respiratoire.

Pour terminer ce qui a trait à l'expectoration, je rappellerai ce que j'ai dit plus haut de ces concrétions calcaires que j'ai observées chez deux de mes malades, et qui, chez l'un d'eux, avaient évidemment leur origine dans les glandules pharyngiennes ; quelquefois leur expulsion était accompagnée d'un léger crachement de sang.

La pression exercée sur le larynx peut n'y produire aucune sensibilité morbide ; d'autres fois, et alors qu'il n'existe aucun signe d'ulcération ni d'affection grave de cet organe, lorsqu'on comprime le cartilage thyroïde, on détermine une sensation douloureuse, souvent plus prononcée dans une partie limitée de la surface du cartilage, quelquefois bornée à un seul côté. J'ai observé chez deux malades un phénomène remarquable, et que j'aurais peut-être rencontré plus souvent s'il avait plutôt attiré mon attention. En déprimant la partie supérieure du cartilage thyroïde du côté douloureux, la voix devenait plus rauque et plus éteinte ; la pression sur le bord inférieur ne modifiait en rien son timbre ni son intensité. Un autre malade chez qui l'angine granulée n'est peut-être pas tout à fait simple, car il a rejeté, il y a un an, une concrétion polypiforme après des accès de suffocation, présente une sensibilité morbide dans la moitié gauche du cartilage thyroïde : quand il presse la partie supérieure du cartilage de ce côté, sa voix s'éteint ; le même phénomène se produit quand il presse le côté opposé, ou s'il porte sa tête du côté droit ; en l'inclinant à gauche, ou en pressant la partie inférieure du cartilage, il recouvre la faculté d'émettre des sons articulés plus nets que ceux qu'il peut produire dans les conditions ordinaires (1).

A ces symptômes s'ajoute assez souvent un sentiment de tension pénible dans le voile du palais, et dans certains cas de la douleur dans la déglutition. Ce dernier phénomène appartient plutôt à la forme aiguë ; il est quelquefois plus marqué lorsque les malades avalent leur salive que lorsqu'ils prennent des matières solides. Dernièrement, cependant, j'ai observé un malade affecté de pharyngite

---

(1) J'ai répété depuis cette expérience chez des sujets affectés d'angine à un moindre degré, et chez des sujets sains : j'ai observé que la compression de la partie supérieure du cartilage thyroïde rendait la voix plus sourde, plus rauque et tendait à la baisser, tandis que, si l'on comprimait la partie inférieure de ce cartilage, elle restait inaltérée, ou montait un peu et devenait plus forte, suivant le siége et le degré de la pression. Ces expériences sont tout à fait d'accord avec celles de Müller qui, sur le larynx d'un cadavre, faisait monter les sons d'une octave en même temps qu'il les rendait plus intenses, lorsqu'il comprimait le cartilage thyroïde au-dessous et au niveau des cordes vocales inférieures. (Müller, *Manuel de physiologie*, t. II, p. 176.)

chronique, et qui éprouvait par moments de la gêne dans la déglutition. Sur le milieu de la paroi postérieure du pharynx existait une plaque glanduleuse irrégulièrement quadrilatère, ayant environ 15 millimètres de largeur.

L'affection pharyngienne retentit fréquemment sur l'oreille interne ; quelques malades accusent simplement une tension douloureuse du tympan ; d'autres, des bourdonnements ; quelques-uns, une exaltation incommode du sens de l'ouïe (observation 8e). La trompe d'Eustache est entourée d'une couche très épaisse de glandes, et c'est, comme on l'a vu, sur la paroi latérale du pharynx que les granulations glanduleuses acquièrent leur plus haut développement. Sur la même paroi se trouve le plexus pharyngien, constitué par des rameaux du glosso-pharyngien et par quelques filets du pneumogastrique. Le premier de ces nerfs, par la branche de Jacobson, se distribue à la muqueuse de la trompe d'Eustache, aux fenêtres ronde et ovale et à la membrane du tympan dont les principaux filets nerveux sont fournis par le rameau auriculaire du pneumogastrique. Cette disposition anatomique me paraît pouvoir expliquer d'une manière satisfaisante le retentissement de l'irritation pharyngienne sur l'organe de l'ouïe ; il est probable que dans d'autres cas il y a propagation par continuité de l'inflammation du pharynx à la membrane auditive (1). En même temps,

______

(1) Ces phénomènes se produisent quelquefois dans certaines angines tonsillaires, et trouvent la même explication. On sait que la neuvième paire envoie des rameaux aux amygdales. Il y a quelques jours, j'ai fait sur moi une observation qui reproduit le même fait dans d'autres condi-

l'ouïe peut être affectée à des degrés divers. La surdité est en général bornée à un seul côté ; tantôt elle est passagère et liée aux exacerbations de la maladie, mais quelquefois elle persiste ; elle me paraît devoir être expliquée par l'extension de l'inflammation à la trompe d'Eustache. Chez un jeune homme complétement sourd d'un côté, il existait depuis quelques années une otorrhée purulente.

Chez quelques malades, la faculté de percevoir les odeurs est affaiblie, ou même abolie, d'une manière intermittente ou continue. Ce trouble sensoriel est la conséquence du coryza chronique qui, si souvent, accompagne ou précède l'angine granulée. J'aurai l'occasion de revenir plus tard sur ce sujet.

Il n'est pas rare d'observer dans l'angine un léger degré de dyspnée; plus marquée dans les paroxysmes, elle revient quelquefois par accès. Faut-il l'attribuer à la gêne légère, mais continue, qu'apporte aux fonctions respiratoires la lésion du larynx? Doit-on y voir une sorte d'action réflexe des filets laryngiens du pneumogastrique sur le plexus pulmonaire? C'est une question que je pose sans la résoudre.

J'ai vu assez souvent des malades se plaindre de douleurs à la nuque, pour penser que ce phénomène n'était pas sans quelques rapports avec l'angine, et marquait peut-être le retentissement sur l'origine des nerfs de

tions : ayant avalé un petit corps dur et anguleux, il vint piquer la paroi latérale du pharynx, et au même instant je sentis une douleur vive dans l'oreille correspondante. Dans ce cas, évidemment, la douleur auriculaire est toute sympathique et paraît le résultat d'une action réflexe.

l'impression morbide que reçoivent leurs extrémités dans la partie lésée. L'auscultation du larynx ne m'a jamais donné aucun résultat important ; la rudesse, l'affaiblissement du bruit respiratoire sont les signes les plus positifs que j'aie constatés ; cette rudesse, si elle est très prononcée, peut retentir dans tout l'arbre bronchique. Pour le docteur Hastings, la sibilance et le *timbre métallique* du bruit respiratoire au niveau du larynx indiqueraient une ulcération de cet organe. Je cite cette assertion pour indiquer qu'il y a là matière à de nouvelles recherches.

A cette période de développement complet de la maladie, le pharynx présente des lésions analogues à celles que nous avons indiquées en décrivant son premier stade ; mais elles sont plus prononcées, plus nombreuses. L'état variqueux des capillaires est peut-être plus marqué. Du reste, l'aspect des parties malades change suivant qu'on les examine à une époque d'exacerbation ou pendant une rémission : la rougeur, l'injection augmentent dans le premier cas, et diminuent dans le second. Sous ces modifications de surface et de coloration, les granulations arrivées à un certain développement conservent à peu près le même volume ; elles sont saillantes, larges, dures sous le doigt ; très rarement j'y ai observé quelque dépression, quelque anfractuosité qui ressemblât à une ulcération. Suivant le docteur Green, au contraire, elles s'ulcéreraient très fréquemment, et cette altération marquerait en quelque sorte une des phases de la maladie ; elle en constituerait le degré le plus avancé. Je reviendrai sur cette question dans le chapitre consacré à l'anatomie pathologique.

Nous avons parlé de cette tuméfaction, de cet épaississement du voile du palais qui accompagnent, dans un certain nombre de cas, le premier degré de l'angine ; les piliers, la paroi du pharynx elle-même semblent y participer. D'après le docteur Green, lorsque la maladie a duré longtemps, les tissus subiraient presque constamment une autre altération : le tissu cellulaire et la couche musculaire du pharynx s'atrophieraient, la gorge alors paraîtrait élargie et comme caverneuse (*cavernous throat*). J'avais été moi-même frappé de cette apparence chez quelques malades, mais je l'avais attribuée à une disposition individuelle. Le docteur Green ajoute qu'il aurait vu, lorsque la guérison s'opérait, les parties reprendre graduellement leur aspect naturel ; cette réparation des tissus atrophiés commencerait, selon lui, par le côté droit du pharynx, et serait la condition essentielle du retour complet des facultés vocales.

CHAPITRE VI.

PRONOSTIC.

L'abolition de la voix, une toux laryngée incommode ;
tous les troubles que peut produire dans la santé la préoccupation constante d'un état morbide qui prive l'homme
d'une de ses plus précieuses facultés, qui le rend inapte
aux devoirs comme aux plaisirs de la vie sociale : tel est le
dernier terme de l'angine granulée portée à son plus haut
degré, mais toujours enfermée dans les mêmes limites et
les mêmes conditions de siége et de nature. Elle peut les
franchir cependant ; ces jetées passagères du travail
inflammatoire sur la trachée, les bronches et les fosses
nasales, que nous avons signalées, peuvent devenir des
affections permanentes, qui ajoutent à la physionomie
de la maladie les traits qui leur sont propres. Je parlerai
bientôt de ces complications. Le docteur Green va plus
loin : il admet la possibilité d'un changement dans la
nature même du travail morbide ; il pense que la lésion
glanduleuse peut subir une transformation hétéromor-
phique cancéreuse ou tuberculeuse. Dans beaucoup
de cas, dit-il (p. 118), une condition morbide de ces
follicules tend directement à provoquer l'affection tuberculeuse des poumons, *surtout* chez les sujets qui sont
sous l'influence d'une diathèse strumeuse. Ailleurs, en
parlant de l'extension de l'affection glanduleuse à l'œso-

phage, il ajoute que, lorsqu'elle a envahi cet organe, elle a une grande tendance à revêtir une forme maligne ou squirrheuse (p. 129). Mais il paraît croire (p. 139) que dans ces formes même, la cautérisation méthodiquement employée pourrait amener la guérison. Nous ne pouvons accepter sans restriction les doctrines du médecin de New-York. On peut admettre, comme je l'ai dit ailleurs, qu'une diathèse tuberculeuse éclate, et se localise dans le poumon sous l'influence d'un stimulus morbide fixé sur cet organe; mais la production des tubercules n'est pas l'effet direct de ce stimulus; le concours de la diathèse n'est pas seulement une condition favorable, prédisposante (*surtout, especially*), il en est la condition essentielle et nécessaire. Pour ce qui regarde ces rétrécissements œsophagiens de mauvaise nature, guéris par l'application d'une solution caustique, tout ce que nous savons des lois qui régissent l'évolution du cancer nous force à conclure que les rétrécissements guéris par le docteur Green n'étaient pas de nature squirrheuse.

CHAPITRE VII.

J'ai indiqué l'aspect extérieur des parties malades. Je vais maintenant revenir sur quelques points de cette description pour y ajouter quelques particularités que j'ai dû sacrifier dans un tableau d'ensemble. Je donnerai ensuite le résultat des recherches anatomo-pathologiques, malheureusement trop rares, auxquelles j'ai pu me livrer. L'étude microscopique des lésions faites par mon savant collègue et ami, le docteur Robin, prêtera à cette partie de mon travail l'intérêt qui s'attache à tous ses travaux.

§ I. — État des amygdales.

Le docteur Green, en parlant de l'induration qui succède ordinairement dans les amygdales à l'inflammation chronique, remarque que l'on y rencontre des concrétions calcaires sécrétées par les glandules tonsillaires, et remplissant leurs orifices dilatés ; souvent il en a trouvé dans le centre de ces organes. Le docteur Yearsley, de Londres, en a observé une qui présentait une disposition coralliforme. Suivant le docteur Cox, de New-York, leur développement serait quelquefois assez considérable pour apporter à l'excision des tonsilles un obstacle sérieux. Les recherches du docteur Robin nous montreront l'origine de ces calculs dans de petits cristaux calcaires que le microscope lui a fait découvrir au milieu des glandules des amygdales et du pharynx ; et il est à peine besoin de mentionner l'opinion du docteur Yearsley, qui les compare au tartre des dents et les suppose formés par un dépôt des sécrétions buccales (1).

§ II. — État de la luette.

La luette est presque toujours affectée dans l'angine folliculeuse, rarement elle conserve ses caractères normaux ; elle présente les formes les plus diverses. Placée sur les limites de la bouche et de l'arrière-gorge, elle peut réunir les deux variétés de granulations que l'on observe dans ces deux régions : les petites saillies en grains de semoule de la voûte palatine et les grosses glandules de la muqueuse pharyngienne (2). Celles-ci offrent assez souvent à leur sommet une coloration jaune qui y accuse ordinairement la présence d'un liquide puriforme. Dans le plus grand nombre des cas, la luette est allongée, ce qui dépend surtout de l'infiltration du tissu sous-muqueux ; la sérosité peut s'accumuler vers l'extrémité de l'organe, dans le cul-de-sac que forme la membrane muqueuse au delà des muscles staphylins, et lui donner l'aspect d'une vésicule transparente si cette mem-

(1) Green, p. 152.

(2) Je parle ici des caractères habituels que présentent les granulations dans ces deux régions : nous avons vu qu'au début de la maladie les glandules du pharynx peuvent se montrer sous l'aspect de petites saillies comparables à des grains de semoule, elles paraissent même, dans certaines formes, conserver cette apparence.

brane est mince et peu colorée. En général, des vaisseaux dilatés apparaissent à sa surface, et assez souvent
on en voit deux qui marchent parallèlement sur sa face
antérieure en décrivant des flexuosités de sa base à son
sommet.

Malgré cette altération, la luette peut conserver toute
sa contractilité ; je l'ai vue chez un sujet, bien qu'ayant
une longueur double de sa dimension ordinaire, relever
sa pointe par l'action brusque des staphylins, la lancer
en toutes directions, et l'appliquer contre sa base. Dans
un grand nombre de cas, sa faculté contractile est affaiblie, elle pend sur la langue. Quand elle se porte en
arrière, le malade fait un mouvement de brusque expiration pour la chasser en avant. Cet affaiblissement de
la contractilité musculaire semble quelquefois s'étendre
à tout le voile du palais, qui s'abaisse sur la base de la
langue. La paralysie des muscles sous-jacents aux muqueuses est un fait qui se reproduit souvent dans les
inflammations de ces membranes.

Dans d'autres cas, la luette subit une véritable hypertrophie à laquelle participent tous ses éléments. J'ai
toujours présente à la mémoire l'observation d'un vieillard affecté d'angine granulée compliquée de catarrhe
pulmonaire et d'emphysème : sa luette avait acquis la
dimension du petit doigt ; par moments elle se portait en
arrière et provoquait des accès de suffocation qui survenaient soudainement, arrêtaient quelquefois le malade
au milieu d'une phrase, et persistaient jusqu'à ce que,
par des expirations brusques, il fût parvenu à ramener
en avant la pointe de cet organe.

Ces accidents devenant de plus en plus fréquents, de plus en plus pénibles, je me décidai à exciser une partie de la luette. Je constatai dans cette opération l'épaississement de tous les tissus ; au centre, on voyait l'ouverture béante d'une artère volumineuse, qui projeta au loin un jet de sang rutilant ; je la comprimai avec une pince ; je prescrivis l'usage de gargarismes astringents. L'hémorrhagie fut suspendue ; mais bientôt, dans la journée, elle reparut avec une telle violence, que lorsque j'arrivai près du malade, il avait rempli une cuvette qui pouvait bien tenir trois ou quatre livres de sang. Immédiatement je fis rougir un fer cylindrique, et je l'appliquai énergiquement sur la surface saignante ; l'hémorrhagie s'arrêta définitivement. A partir de ce moment, le malade fut délivré de ses accès de suffocation ; seulement il ressentit pendant plusieurs jours, au niveau du voile du palais, des douleurs qui s'irradiaient jusqu'à la partie antérieure de la voûte palatine, douleurs qui succèdent souvent à l'excision de la luette, mais qui sont en général peu intenses.

Le docteur Green pense que la luette hypertrophiée peut non-seulement irriter l'épiglotte, mais atteindre la partie supérieure du tube aérien. Le médecin de New-York rapporte l'observation d'un capitaine de bateau à vapeur (p. 101) tourmenté par un sentiment de suffocation, qui survenait subitement dans le décubitus horizontal, le forçait à se dresser promptement et à prendre une position verticale, seul moyen qui lui procurât du soulagement. La luette pendait sur le dos de la langue ; elle avait plus de *deux pouces de longueur,* et près d'un demi-pouce d'épaisseur dans la partie la plus large. L'auteur admet que son extrémité pouvait s'engager entre les lèvres de la glotte; je crois qu'une pareille hypothèse n'est pas nécessaire pour rendre compte de ces accès de suffocation : chez mon malade, certainement la luette ne dépassait pas la face antérieure de l'épiglotte, et je ne suis pas même certain qu'elle pût l'atteindre.

D'autres troubles fonctionnels peuvent dépendre de l'allongement de la luette. J'ai vu coïncider avec cette affection des vomissements qui survenaient presque tous les soirs, après le repas, surtout lorsque le malade s'exposait à l'impression de l'air extérieur. L'excision fit cesser presque complétement ces accidents qu'on avait attribués aux granulations pharyngiennes, et auxquels on avait inutilement opposé de nombreuses cautérisations.

Suivant le docteur Stokes, de Dublin, l'élongation de la luette pourrait produire les symptômes d'une inflammation du larynx : «Le fait est connu depuis longtemps, dit-il, et je vais simplement énumérer les différentes formes de symptômes que j'ai vus disparaître après l'excision de cette partie de l'organe, qui dépasse les muscles staphylins :

» 1° Une toux qui vient le soir au moment où le malade se couche; elle est continuelle et accompagnée de dyspnée, d'une respiration sifflante et d'insomnie. Absence presque complète de tous ces symptômes pendant le jour.

» 2° Toux laryngée avec sentiment de chatouillement et d'embarras à la gorge, altération de la voix, crachats muqueux.

» 3º Symptômes très analogues à ceux de l'asthme humide, avec *râle sonore* retentissant dans la poitrine.

» 4º Symptômes du catarrhe sec chez les vieillards, avec toux laryngée, sifflement ou altération de la voix.

» 5º Symptômes de laryngite chronique; voix enrouée, sifflement, toux rauque.

» 6º Les symptômes précédents combinés avec la fièvre hectique et une expectoration purulente, de manière à simuler toutes les apparences de la phthisie laryngée.

» 7º Tous les symptômes constitutionnels de la phthisie : toux, expectoration puriforme ou sanguinolente; fièvre hectique, émaciation, pouls fréquent sans signes physiques de tuberculisation pulmonaire (1). »

On comprend que l'irritation produite par l'élongation de la luette puisse exaspérer ou entretenir des phénomènes de catarrhe et de laryngite; mais on conçoit difficilement que cette seule lésion suffise pour déterminer de la fièvre hectique, des hémoptysies et une expectoration purulente.

Bien que Joseph Frank eût déjà cité des faits semblables, il faut toute l'autorité du nom de M. Stokes pour en faire admettre *la possibilité*.

§ III. — Glandules pharyngiennes.

J'ai dit combien rarement j'avais constaté sur ces saillies glanduleuses quelque apparence d'ulcération. Le docteur Green affirme en avoir rencontré chez un très

(1) *A Treatise on the Diagnostic and Treatment of Diseases of the Chest,* by William Stokes, p. 259.

grand nombre de malades. La différence entre les faits qu'il a observés et ceux qui tous les jours passent sous nos yeux est tellement tranchée, que je crois devoir emprunter à son ouvrage ce qui se rapporte à l'évolution de cette lésion.

« Dans la première période, dit-il (p. 51), l'épithélium fait plus ou moins défaut ; l'aspect inégal, grenu, de la muqueuse témoigne de son absence. Les follicules (1) sont hypertrophiés, saillants et visibles, surtout ceux qui occupent la partie supérieure du pharynx. Si la maladie dure longtemps, une partie des follicules peut être indurée, quelquefois même remplie d'une substance jaune, ayant l'aspect et les caractères physiques de la matière *tuberculeuse*. On peut voir alors des stries d'un mucus opaque et visqueux, qui pendent du voile du palais ou couvrent la paroi postérieure du pharynx. A mesure que la maladie avance, le travail morbide envahit les follicules situés à la racine de l'épiglotte et au devant du cartilage aryténoïde, les glandules plus nombreuses encore de la membrane muqueuse laryngée. L'hypertrophie n'entraîne pas toujours l'induration des glandules (p. 151) ; le plus souvent elle n'en est pas accompagnée, même quand elle dure depuis longtemps. Ailleurs (p. 68), il dit que cette affection tend à se terminer par ulcération, bien qu'elle puisse demeurer pendant des années à l'état d'induration ou d'hypertrophie. L'ulcération est

(1) Il y a ici une erreur que j'ai déjà relevée : ce ne sont pas des follicules, mais des glandules, et elles forment derrière la membrane muqueuse une couche presque continue dont le développement partiel donne naissance aux granulations.

précédée de l'hypertrophie et de la distension de ces
follicules par une matière puriforme ou *tuberculeuse;*
leurs parois finissent par se rompre, et ils prennent l'aspect de petites élevures rougeâtres, dont le centre est
occupé par une ulcération entourée de bords irréguliers, indurés, et qui souvent pénètre dans le tissu cellulaire sous-muqueux.

» Dans d'autres cas (p. 163), après que l'irritation a
persisté pendant quelque temps, les follicules engorgés
présentent un petit point cendré, entouré d'une base
indurée, et dont les bords sont rouges et légèrement
élevés. Dans la maladie folliculeuse, ces ulcères, qui
ordinairement progressent lentement, commencent ordinairement par les piliers du voile palatin et par la
partie postérieure du pharynx ; ils attaquent ensuite la
face inférieure de l'épiglotte, la glande épiglottique (1),
et s'étendant de proche en proche, envahissent dans quelques exemples les follicules muqueux des ventricules
et ceux qui entourent les cordes vocales. D'abord superficiels, ils finissent par détruire le tissu sous-muqueux
et par attaquer les cartilages eux-mêmes. »

Telle est, suivant le docteur Green, la marche des ulcérations de l'angine granuleuse. Cette lésion constitue,
suivant lui, une des phases de la maladie, une tendance
qu'elle réalise après un temps plus ou moins long si elle
est abandonnée à elle-même : et ici il ne s'agit pas seu-

(1) La prétendue glande épiglottique n'est qu'un amas de tissu cel-
lulo-adipeux. Sur les côtés de la racine de l'épiglotte, à l'angle du
ventricule, existent deux agglomérations glanduleuses qui justifieraient
mieux cette dénomination.

lement de ces petites excavations que peuvent présenter
les glandules après l'issue au dehors des globules mucoso-
purulents, qui se développent dans leur intérieur, et qui
se montrent à l'extérieur sous forme de taches jaunes ;
ce sont de véritables ulcères, creusant la glande dans
toute sa profondeur, détruisant le tissu cellulaire sous-
jacent, entamant les cartilages du larynx : voilà ce qu'a
vu le docteur Green. Pour moi, je le répète, malgré
l'autorité de ce médecin éminent, je ne puis regarder
cette altération comme une évolution naturelle de l'angine glanduleuse simple, comme une de ses terminaisons
ordinaires. Je crois que les ulcérations pharyngo-laryngiennes, comme celles qu'il décrit, ont presque toutes
pour origine la syphilis ou le tubercule (1) ; je ne nie
pas la possibilité d'ulcérations d'une autre nature, mais
je les crois très rares ; je n'en ai pas observé présentant
les caractères décrits par le médecin de New-York ; j'ai
fait appel aux souvenirs de M. le professeur Chomel, de
M. le professeur Trousseau et d'autres praticiens expé-
rimentés, et leur observation concorde avec la mienne.
M. Green aurait-il quelquefois pris pour des ulcérations
simples des ulcères vénériens ou tuberculeux ? Cette
dernière opinion ne me paraît pas dénuée de vraisemblance, pour un certain nombre de cas du moins (2).

(1) Cette opinion a été formulée par mon savant ami, le docteur
Barth, dans son mémoire sur les ulcérations laryngées.

(2) J'ai lu avec soin les observations consignées dans son ouvrage, et
dans lesquelles il dit avoir constaté l'ulcération des glandules, et je vais
les analyser rapidement pour en faire apprécier la valeur.

La première est la cinquième de son ouvrage (p. 71) ; une partie des

En outre je suis disposé à admettre, d'après les descriptions données par le médecin de New-York, qu'il a pris quelquefois pour des ulcérations certaines apparences de l'affection pharyngienne, qui peuvent, au pre-

glandules renfermaient de la matière tuberculeuse. Dans la sixième (p. 73), le malade succombe avec les phénomènes de la fièvre hectique; on n'examine pas les poumons après la mort. La septième présente là même omission. On se contente de cette simple affirmation que pendant la vie les poumons paraissent sains. Dans la neuvième (p. 83), les granulations étaient entresemées d'une foule de points ulcérés; l'épiglotte était dentelée d'ulcérations; les lèvres de la glotte étaient œdématiées; pas d'examen de la poitrine; guérison.

Chez le sujet de l'observation douzième (p. 92), la maladie durait depuis deux ans avec émaciation, sueurs nocturnes, crachats purulents; plusieurs médecins crurent à l'existence de cavernes; l'auteur diagnostiqua de simples dilatations des bronches; l'excision de la luette et des amygdales, les cautérisations amenèrent la guérison après deux mois de traitement. Le docteur Cox insinue, dans une note, que le rétablissement du malade n'exclut pas l'idée d'une affection tuberculeuse. J'avoue que la guérison aussi rapide de dilatations bronchiques, par un traitement topique dirigé sur le larynx me paraît aussi difficile à comprendre que celle des excavations tuberculeuses.

L'observation seizième (p. 105), nous montre combien les idées du médecin américain diffèrent des nôtres sur l'origine et la nature des tubercules: un malade, guéri par l'excision de la luette d'une toux sèche et opiniâtre durant depuis plusieurs mois, mourut trois ans après; les poumons renfermaient un grand nombre de granulations transparentes, surtout vers les sommets; l'auteur ne doute pas (*there can be little doubt*) que ces granulations ne fussent des restes de vésicules enflammées et obstruées (*filled up*) durant la période catarrhale; si l'on avait laissé durer le catarrhe, elles se seraient multipliées, de manière à constituer cette affection décrite par Bayle sous le nom de *phthisie granulée* (*).

(*) Depuis les travaux de Laënnec, presque tous les pathologistes admettent que la granulation de Bayle n'est qu'une phase de l'évolution tuberculeuse. M. le professeur Chomel conserve encore des doutes à cet égard, et M. le docteur Robin, d'après des recherches microscopiques, est porté à séparer complétement ces deux produits morbides.

mier aspect, faire croire à une lésion de ce genre. On aperçoit de petites dépressions irrégulières, à fond ardoisé, entourées par des bords d'un rouge vif, grenu, et ressemblant à des bourgeons charnus (1). A première vue on affirmerait qu'il existe de petits ulcères; mais un examen plus attentif modifie cette impression : ce sont

Sans relever tout ce qu'il y a d'hypothétique et d'inadmissible dans cette origine, attribuée aux granulations, je ne puis comprendre que l'excision de la luette en ait arrêté le développement.

Dans l'observation dix-huitième (p. 110) que le docteur Green nous donne comme un fait d'angine granuleuse compliquée de catarrhe chronique, et dans laquelle, outre des sueurs nocturnes et une expectoration purulente, le malade a des hémoptysies, on constate de la matité sous une des clavicules. Le traitement topique, balsamique, et les astringents amènent en moins de deux mois une guérison complète et durable.

L'observation dix-neuvième ressemble beaucoup à celle-ci : les symptômes généraux paraissent moins graves ; cependant l'auteur apporte une restriction à son diagnostic : « Rattacher, dit-il, ces phénomènes morbides à une laryngite avec complication de dilatation bronchique, est l'interprétation la plus favorable qu'on puisse leur donner. » (Notez qu'il y avait *matité* sous la clavicule gauche). Il est moins affirmatif sur le succès du traitement. Je ne parlerai pas de quelques autres observations qui manquent de détail.

En vérité, tous ces faits ne sont pas de nature à modifier mes impressions sur l'origine de ces ulcérations, et à éloigner de la pensée qu'il existait quelque complication diathésique chez les malades dont parle M. Green. Les effets si rapides et si complets de la médication topique dans de pareilles conditions, restent inexplicables pour nous, qui ne sommes pas habitués à constater des guérisons aussi merveilleuses, malgré toute l'importance que nous accordons à cette méthode thérapeutique et les résultats remarquables que nous en obtenons.

(1) Mettons en regard le passage de l'ouvrage du docteur Green qui se rapporte à la période ulcérative :

« *Small ash-coloured point, which is surrounded by an inflamed base, and has red and slightly elevated edges.* »

des granulations formant par leur confluence des reliefs sinueux, dans l'intervalle desquels la membrane muqueuse est tapissée par une couche mince de mucus visqueux et opalin. J'ai vu tout récemment un fait de ce genre bien propre à produire illusion; mais j'avais suivi l'évolution de la maladie. Quelques jours auparavant j'avais vu chacune de ces granulations, ressemblant à des bourgeons, remplie par un liquide mucoso-puriforme; plusieurs s'étaient vidées sous mes yeux; sur quelques-unes j'apercevais encore distinctement le petit orifice béant qui avait livré passage à ce produit de sécrétion morbide; deux jours après, un changement de coloration dans la membrane muqueuse avait complétement fait disparaître cette apparence d'ulcérations.

Dans plusieurs passages de son livre, le docteur Green signale, au milieu des glandules hypertrophiées, la présence d'une matière ayant *tous les caractères physiques* du tubercule. Dans les cas d'angine granuleuse que j'ai observés, il ne m'a pas été donné de rien constater de semblable. J'ai vu ces taches jaunes, dont j'ai déjà parlé, constituées par de petites collections mucoso-purulentes, qui se répandent au dehors sous forme de gouttelettes semi-fluides; et j'ai été frappé de la rapidité avec laquelle elles pouvaient se montrer et disparaître. En quelques jours la membrane muqueuse pharyngienne peut changer complétement d'aspect. On conçoit qu'on puisse rencontrer dans ces organes des produits de sécrétion d'apparences très diverses. J'ai dit y avoir trouvé des concrétions calcaires. Des dépôts tuberculeux peuvent-ils s'y former? Je n'en ai pas encore observé, bien que l'angine granuleuse soit une complication extrêmement commune de la phthisie pulmonaire; cependant je n'en nie pas la possibilité. J'ai constaté la présence de tubercules dans le larynx, mais je n'ai pas déterminé dans quel élément anatomique de la membrane muqueuse ils avaient pris naissance. D'une autre part, j'ai vu des ulcérations au niveau des glandules (voy. *Anatomie pathologique*); bien que je n'y aie pas trouvé de matière hétéromorphe, elle pouvait avoir été éliminée, et les assertions du docteur Green sur le point de départ de ces ulcères ne me paraissent pas dénuées de vraisemblance.

§ IV. — Lésions de l'épiglotte.

L'épiglotte est très souvent altérée, ainsi que je l'ai fait remarquer : les glandules enchâssées dans les trous de son fibro-cartilage deviennent saillantes à sa surface; celle-ci s'injecte; tantôt elle présente un réseau vasculaire qui circonscrit dans ses mailles des granulations arrondies et demi-transparentes; tantôt elle offre une teinte rouge, uniforme, un aspect tomenteux. J'ai vu sa coloration presque livide ; cette lividité pouvait être augmentée par les violents efforts de contraction que cette exploration provoque dans le pharynx, et qui ont pour conséquence une congestion générale de toutes ces parties.

Jamais cet organe ne s'est montré à moi avec cette tuméfaction énorme qu'on observe dans certains cas de pharyngo-laryngites aiguës, et qui lui donne l'aspect d'une cerise, avec une dépression médiane, linéaire, correspondant à la densité plus grande du tissu cellulaire dans ce point. Plusieurs fois j'ai consigné dans mes notes que les bords offraient une apparence de granulations; j'hésite à regarder cette disposition comme un état morbide: chez certains sujets, en effet, la circonférence de l'épiglotte présente des dentelures naturelles très accentuées; et d'une autre part M. le docteur Sappey m'a affirmé qu'il n'y avait pas de glandules sur cette partie de l'organe.

Suivant le docteur Green (p. 193), l'épiglotte est fréquemment le siége d'ulcérations; elles en occupent ordinairement les bords, qui paraissent quelquefois comme dentelés en scie. Souvent on en trouverait en même temps dans ces fossettes qui sont situées, à la base de la langue, entre les replis muqueux qui s'étendent de cet organe à l'épiglotte. D'après cet auteur, ces dernières ulcérations produisent des accidents sérieux et échappent facilement à l'observation. On les a vues, dit-il, entretenir la persistance des phénomènes morbides après la guérison de l'affection laryngée. Pour les découvrir, il faut abaisser fortement la langue en même temps qu'on la tire en avant. Les symptômes qu'il attribue à ces diverses lésions sont : de la gêne dans la déglutition, de la dyspnée, une douleur sous-hyoïdienne, de l'enrouement, de la toux, une expectoration qui paraît venir de la gorge, qui augmente après le repas, et qui est souvent teinte de sang ou mêlée de petits caillots (1).

(1) Le docteur Green ajoute que l'on peut juger, jusqu'à un certain

La plupart des considérations que j'ai présentées à l'occasion des ulcères du pharynx peuvent être appliquées à ceux de l'épiglotte; leur existence, comme conséquence de l'angine granuleuse, sans complications syphilitiques ou tuberculeuses, me paraît au moins très problématique, pour ne pas dire inadmissible.

§ V. — Anatomie pathologique.

L'angine granuleuse simple ne compromet point l'existence; aussi n'a-t-on que de bien rares occasions de l'étudier après la mort. Les deux observations que je vais rapporter, quoique très incomplètes, nous offriront cependant quelques détails qui peuvent éclairer l'anatomie pathologique de cette affection.

OBSERVATION.—Un porteur d'eau est apporté à la Pitié sous le coup d'une hémorrhagie cérébrale; aucun renseignement sur ses antécédents; il succombe rapidement. J'avais demandé son larynx et son pharynx dans le dessein d'en étudier les glandules sous-muqueuses; je m'aperçus immédiatement que ces organes présentaient un déve-

point, des lésions de l'épiglotte et du larynx d'après l'aspect que présente le premier de ces organes: ainsi, l'ulcération des glandules, qui occupent les bords et la face laryngée de l'épiglotte, lui donnerait une forme aplatie; la forme en croissant qui lui est naturelle serait exagérée par l'ulcération de la *glande épiglottique*; elle serait plus prononcée encore, et ses bords latéraux, se dirigeant l'un vers l'autre, lui donneraient presque un aspect tubulaire, lorsque l'ulcération envahit les glandules des ventricules, ou celles qui entourent les cordes vocales. Il a vu, comme le docteur Stokes, l'amincissement et l'épanouissement en forme de feuille (*leaf-like*) coïncider avec la perforation des ventricules. (P. 196, 198.)

loppement morbide et l'aspect caractéristique de l'angine granuleuse. Toute la couche des follicules qui occupent le tiers postérieur de la langue offrait un énorme développement; leurs orifices dilatés et dirigés en arrière avaient environ deux millimètres de diamètre. Des vaisseaux volumineux, d'apparence veineuse, formaient dans leurs interstices des faisceaux divergents, parallèles au V lingual.

Le voile du palais, très injecté, écarlate à sa face pharyngienne, un peu livide en avant, était parsemé de granulations semblables à des grains de semoule, plus nombreuses et plus volumineuses sur sa face postérieure.

La luette présentait des dimensions considérables; à sa partie antérieure, on apercevait une sorte d'ampoule violâtre, bosselée, qui, examinée à la loupe, montrait d'innombrables papilles hypertrophiées, superposées à un soulèvement de la muqueuse.

Le pharynx était injecté, très granuleux, principalement sur les parties latérales; l'injection cessait brusquement à la hauteur du cartilage aryténoïde; on rencontrait encore quelques glandules saillantes décolorées au-dessous de cette limite. Des ramuscules vasculaires très nombreux se dessinaient sur la paroi postérieure du pharynx, et lui donnaient une coloration écarlate; ils formaient des arcades d'où rayonnait un chevelu très fin et très serré.

L'épiglotte était grenue, dentelée sur les bords; à la base et sur les deux faces on apercevait des granulations grosses comme des grains de chènevis, plus nombreuses sur la face antérieure. Une agglomération volumineuse occupait le ligament glosso-épiglottique; toutes les veines capillaires de cet organe semblaient variqueuses; toute la surface épiglottique offrait une injection générale, stelliforme, et un aspect chagriné.

La membrane muqueuse qui revêt les cartilages aryténoïdes était rouge et infiltrée; sa surface était grenue, verruqueuse, bosselée, soulevée par des groupes glanduleux.

Des granulations très nombreuses existaient sur la face postérieure du cartilage cricoïde, du volume de grains de chènevis et de millet; elles étaient réunies en agglomérations confluentes sur la ligne médiane.

Toute la corde vocale supérieure était granuleuse et injectée, les glandes aryténoïdes s'y dessinaient par des mamelons, qui soulevaient la muqueuse. A l'angle interne du ventricule, de chaque côté de l'épiglotte, on remarquait une petite glandule qui avait le volume d'un gros pois.

Mes excellents collègues, les docteurs Sappey et Robin, auxquels j'avais soumis cette pièce, ont reconnu immédiatement un développement anormal de l'appareil glanduleux pharyngo-laryngien; le dernier, après en avoir fait l'examen microscopique, a bien voulu me communiquer la note suivante :

» *Structure des glandules sous-muqueuses, palatines et pharyngiennes*. — Lorsque après avoir enlevé la muqueuse de la surface des glandules qu'elle recouvre, on dissocie les éléments de celles-ci, on observe les particularités suivantes :

» La trame de tissu cellulaire existant entre les tubes glandulaires n'offre rien qui la distingue de ce qu'elle est à l'état normal. Les fibres forment toutefois des faisceaux un peu plus volumineux et plus serrés qu'à l'ordinaire.

Entre les faisceaux et les culs-de-sac se voient des cellules adipeuses, telles qu'on en trouve habituellement,
soit isolées, soit réunies en petits amas ou en séries à la
suite l'une de l'autre.

» Quant aux tubes glandulaires, ils sont manifestement
plus larges qu'à l'état normal, et c'est de là que vient le
volume plus considérable du petit organe, pris dans son
entier. On isole les culs-de-sac glandulaires, ramifiés et
constituant, par leur abouchement en un conduit excréteur
unique, des *acini* plus gros qu'à l'état normal. Ces tubes
ont une largeur qui atteint communément 6 à 9 centièmes de millimètre, et dépassent quelquefois ce diamètre. Leur fond est arrondi, renflé sur quelques-uns.
Tous ont une paroi propre, épaisse de 3 à 4 centièmes
de millimètre seulement, ce qui est le double à peu près
de l'état normal. Cette paroi, du reste, est homogène,
transparente comme dans les glandes saines.

» L'épithélium qui tapisse la face interne de ces tubes
sécréteurs est tout à fait normal, quant au volume et à
la forme des noyaux d'épithélium eux-mêmes, et quant
à l'aspect de la matière amorphe, finement granuleuse,
qui leur est interposée. Toutefois cette couche épithé-
liale est un peu plus épaisse que dans les conditions ordinaires.

» C'est donc le degré d'hypertrophie le plus simple des
glandes que présentent celles-ci, c'est-à-dire celui dans
lequel il n'y a qu'augmentation de volume des tubes ou
culs-de-sac sécréteurs, sans augmentation de nombre ni
changement de la variété normale d'épithélium en une
autre.

» Dans un certain nombre des glandules, les plus grosses, les plus dures en particulier, quelques culs-de-sac renfermaient de petits calculs que leurs réactions nous ont fait reconnaître comme composés principalement de carbonate de chaux.

Leur volume variait de 1 à 7 centièmes de millimètre, rarement plus; ils étaient de forme arrondie, ovoïde, ou offraient un contour sinueux. Ces derniers avaient leur surface mamelonnée, et quelquefois du centre des mamelons partaient en rayonnant des stries, qui semblaient formées par la réunion de fines aiguilles soudées ensemble. Ces petits calculs offraient une légère teinte jaunâtre, et quelques-uns présentaient à leur centre une petite masse plus foncée, comme un petit noyau de calcul.

» Dans un petit nombre de glandules, les calculs étaient assez nombreux pour donner à celles-ci un aspect légèrement blanchâtre. Lorsqu'ils étaient aussi nombreux, ils offraient une forme polyédrique avec des facettes, se correspondant assez exactement pour leur donner une sorte d'aspect cristallin. Toutefois, leurs angles étaient arrondis, et leur forme n'avait rien de fixe.

» Les vaisseaux capillaires des glandules hypertrophiées n'offraient rien de particulier, et ne semblaient pas s'être multipliés proportionnellement à l'augmentation de volume des culs-de-sac. Ces glandes semblaient même, par suite de ce fait, moins vasculaires que celles qui étaient normales. Seulement on observait dans la muqueuse, placée à leur niveau, un degré considérable de vascularisation et de réplétion des capillaires par des globules sanguins. »

Je donne ici l'observation suivante, bien que n'appartenant pas à l'angine granuleuse simple, pour ne pas scinder ce qui a trait à l'anatomie pathologique. Elle renferme d'ailleurs quelques détails qui se rapportent à la lésion glanduleuse.

Observation.—Une femme phthisique, aphone depuis plusieurs mois, entra à la Pitié au mois de février 1856; je lui pratiquai, à quelques jours d'intervalle, deux cautérisations avec une solution d'azotate d'argent au dixième ; la voix se rétablit complétement. Quelques semaines après, cette femme succomba aux progrès de l'affection tuberculeuse.

Autopsie.—Les poumons étaient labourés par de vastes ulcérations; un épanchement séro-purulent formé dans les derniers jours de la vie occupait la cavité pleurale du côté gauche.

Le voile du palais était d'une couleur violacée, couvert de granulations en grains de semoule; la membrane muqueuse du pharynx, et celle surtout qui revêt la face postérieure du larynx, offraient une teinte vineuse. On y observait des granulations aplaties, blanchâtres, dont le volume variait entre celui d'un grain de millet et celui d'une lentille. Quelques-unes étaient ombiliquées; en les pressant on en faisait sortir un liquide transparent, visqueux. L'épiglotte avait sa couleur normale, mais sa surface était chagrinée. Les glandes aryténoïdes étaient très saillantes, la muqueuse laryngée était recouverte d'une sorte d'exsudation grisâtre, demi-transparente, qu'on aurait pu prendre pour des lambeaux d'épithélium, et qui s'enlevait avec facilité. Au-dessus de l'insertion postérieure de la corde vocale supérieure, du côté gauche, on observait une petite ulcération à fond réticulé, comme fibreux, de 6 à 8 millimètres de diamètre, à contours irréguliers, anguleux, à côté d'un tissu blanchâtre, fibreux, qui occupait une étendue plus considérable, et ressemblait à du tissu cicatriciel.

L'ulcération a été présentée à l'examen du docteur Robin; voici le résultat de ses observations :

« *Ulcération au niveau de quelques glandes hypertrophiées.* — Une petite ulcération à bords irréguliers, à fond grisâtre ou blanchâtre a offert les particularités suivantes :

» Le fond grisâtre devait cette couleur à de l'épithélium pavimenteux, tel qu'on le trouve dans le pharynx, mais à cellules un peu plus granuleuses, et accompagné d'une petite quantité de matière amorphe interposée aux cellules. Au-dessous de cette couche blanchâtre se trouvait une matière un peu plus jaunâtre, et qui, placée sous le microscope, a pu être reconnue comme due à la mortification des éléments du derme. La trame de fibres élastiques du derme était conservée avec tous ses caractères, et facilement isolable, comme il arrive dans tous les modes de mortification de la peau et des muqueuses, les fibres élastiques ne se détruisant que difficilement. Tout le reste de la substance était formé d'une matière amorphe finement granuleuse, interposée aux fibres élastiques. Elle renfermait beaucoup de fines granulations moléculaires jaunâtres, brillantes, d'apparence graisseuse. En observant cette substance de plus en plus profondément, il était facile de voir des fibres de tissu cellulaire se perdant au milieu de cette matière amorphe, et de reconnaître qu'elle était due à la mortification de ces fibres, qui normalement sont interposées à la trame de fibres élastiques.

» Au-dessous de la partie ulcérée se trouvaient quelques glandes hypertrophiées, mais n'offrant rien de spécial qui n'ait été décrit. Elles présentaient pourtant une vascularité plus grande, surtout dans la portion immédiatement sous-jacente à la couche jaunâtre profonde de l'ulcère. »

Le résultat rapide obtenu par la cautérisation est un fait que j'ai observé plusieurs fois, et dont M. le professeur Trousseau a cité des exemples. Mais ce qui donne à celui-ci un bien puissant intérêt, c'est la gravité de la lésion qui a semblé modifiée par le traitement topique; c'est cette apparence de travail réparateur accompli dans des conditions si désespérées; c'est le retour durable de la voix, malgré la marche prompte et fatale de l'affection pulmonaire.

Je ferai remarquer encore ce liquide glutineux qui sort par expression des conduits glandulaires, et qui montre bien l'origine de ces crachats globuleux, semblables à de l'empois, dont il a été souvent question.

CHAPITRE VIII.

Quelle est la nature de ces lésions? Quelles en sont les
conditions pathogéniques? Elles présentent évidemment
les caractères qu'on a assignés aux phlegmasies chroniques; l'inflammation donne lieu à une sécrétion morbide qui, le plus souvent, est versée à la surface de la
membrane pharyngo-laryngienne sous forme d'un mucus
glutineux; d'autres fois, elle s'accumule dans la cavité
du conduit excréteur de la glandule qui la fournit, le
dilate, revêt le caractère du muco-pus, et enfin s'échappe
au dehors, soit par son orifice dilaté, comme on peut
l'observer quelquefois, soit par une ouverture irrégulière, qui semble le résultat d'un travail ulcératif. Les
glandules elles-mêmes se tuméfient, et sous l'influence
d'un état de congestion prolongée, subissent une véritable
hypertrophie.

Mais l'inflammation n'est qu'un mode, une réaction
contre un stimulus; quelle est la cause qui l'a provoquée?
Pourquoi a-t-elle revêtu ce caractère de chronicité, qui
suppose presque toujours l'intervention d'une condition
spéciale de l'organisme, quand on ne peut pas l'imputer
à l'action continue ou souvent répétée d'une cause morbifique extérieure. Les nombreux faits que j'ai observés
confirment pleinement l'opinion avancée par mon savant

maître M. le professeur Chomel : la diathèse herpétique peut être considérée, dans le plus grand nombre des cas au moins, soit comme la cause efficiente de l'angine granuleuse, soit comme la condition spéciale, qui vient modifier l'inflammation une fois produite, lui donner sa physionomie propre, en déterminer la marche et les tendances. Elle explique cette transformation en une maladie chronique et opiniâtre, d'une affection aiguë, tout accidentelle, d'un rhume, par exemple, succédant à un refroidissement qui, au lieu d'épuiser toutes ses périodes en l'espace de quelques semaines, dégénère en une laryngite, pouvant persister pendant des années.

On pourrait se demander cependant si dans ces cas l'herpétisme est bien la cause productive, spécifique de l'angine granuleuse, ou s'il ne fait que manifester une condition anormale de l'organisme qui imprime à ses actes morbides une tendance défavorable et produit la chronicité. Dans cette hypothèse, d'autres états constitutionnels, d'autres diathèses même pourraient exercer la même influence ; alors l'angine granuleuse rentrerait dans le cadre des inflammations chroniques sans avoir aucun caractère déterminé. Donner une démonstration rigoureuse de la spécificité de l'angine granuleuse serait chose impossible dans l'état actuel de nos connaissances ; mais la coïncidence si fréquente des dartres avec cette affection établit en faveur de leur connexion pathogénique une grande somme de probabilités.

Tout en inclinant vers cette opinion, je n'en conclus pas cependant que l'état granuleux en lui-même, et tel qu'il est défini aujourd'hui, soit nécessairement une manifestation herpétique; les faits me paraissent conduire à une conclusion tout opposée. Je crois que les glandules du pharynx peuvent se tuméfier, s'hypertrophier sans qu'il faille voir nécessairement dans cette altération la révélation d'un principe dartreux. J'ai vu des pharyngites aiguës et passagères se présenter avec un aspect granuleux très prononcé. Dans un grand nombre de membranes muqueuses, l'inflammation tend à revêtir la forme granuleuse, comme on l'observe sur la conjonctive palpébrale, sur le vagin, sur le col de l'utérus (1).

Ceci n'infirme pas ce que j'ai dit précédemment sur la connexion très probable du plus grand nombre des angines granuleuses et de la diathèse herpétique. Com-

---

(1) J'ai observé, chez un médecin affecté depuis plusieurs semaines d'un coryza purulent, un développement très considérable et une rougeur vive des glandules pharyngiennes. Jamais il n'avait présenté aucune manifestation herpétique. La paroi postérieure du pharynx était tapissée par une couche épaisse de mucosités purulentes qui venaient des fosses nasales. C'était évidemment à leur action irritante sur la membrane muqueuse qu'il fallait attribuer l'inflammation dont celle-ci était le siége et la saillie morbide de ses glandules; de même que dans un coryza intense, la peau de la lèvre supérieure s'enflamme et se couvre quelquefois de papules ou même de vésicules, au contact du flux nasal. De même encore, dans quelques cas, le développement des granulations sur le col de la matrice paraît dû à l'action irritante d'une sécrétion puriforme qui s'échappe de la cavité utérine. Mon excellent ami le docteur Gosselin a signalé ce fait, mais il l'a trop généralisé, et n'en a pas, je crois, apprécié, sous leur véritable jour, les conditions pathogéniques. Les granulations et le catarrhe sont deux phénomènes connexes, deux produits du travail phlegmasique; on ne peut donc pas dire, à proprement parler, que l'un soit la conséquence de l'autre, mais l'action irritante des produits de l'inflammation peut certainement contribuer à la propager et à en étendre le foyer.

bien ne voyons-nous pas, tous les jours, d'états morbides de la peau tout à fait indépendants, dans leur origine, de cette diathèse, bien qu'ils puissent offrir une grande analogie apparente avec les éruptions dartreuses. Il en peut être de même des granulations pharyngiennes. De la similitude des lésions on ne peut pas toujours conclure à l'identité des maladies; d'ailleurs, comme je l'ai dit ailleurs (voyez introduction), des lésions semblables en apparence, bien que liées à des conditions pathogéniques différentes, peuvent présenter cependant des caractères distinctifs, qui échappent à un examen superficiel, et qu'une observation plus délicate viendra révéler.

CHAPITRE IX.

Quatre phénomènes principaux caractérisent l'angine granuleuse :

Iº Une toux gutturale, et surtout cet effort expirateur, ce raclement laryngien, que j'ai désigné par le mot anglais de *hem*, qui en exprime si bien la forme la plus commune.

IIº La sensation morbide qui les provoque, et qui consiste le plus souvent dans un chatouillement.

IIIº Ces crachats globuleux, colloïdes, *perlés*, que rendent les malades, et qui sont sécrétés par les glandules des membranes muqueuses pharyngienne et laryngienne.

IVº Des modifications dans le timbre, la tonalité et la puissance de la voix. J'ai assez insisté sur les trois premiers symptômes pour n'avoir plus à y revenir ; j'ajouterai quelques développements à ce que j'ai déjà dit sur les changements morbides que subit la fonction vocale.

Cette altération de la voix, intermittente d'abord, n'est marquée au début de la maladie que par un léger enrouement qui survient subitement au milieu d'une phrase, d'un mot, accompagné ordinairement d'une sensation de chatouillement qui excite le malade à *hemmer*, ou à faire un effort de toux. En général, il accuse en même temps un sentiment de fatigue dans les organes respiratoires.

La maladie peut rester stationnaire pendant des années, pendant toute la vie même, sans autre expression que ces légers troubles laryngés, bornés, dans certains cas, au chatouillement et au *hem*, dont la répétition est quelquefois attribuée à une sorte d'habitude, et rangée parmi ces phénomènes qu'on désigne vulgairement sous le nom de *tic;* mais il n'en est pas ainsi dans le plus grand nombre des cas, surtout si le malade est placé dans des conditions hygiéniques défavorables : s'il fume, s'il abuse des alcooliques, si sa profession exige un exercice fatigant de la voix, s'il se trouve dans ces dispositions morales *déprimantes* qui favorisent l'évolution de tous les germes diathésiques.

Alors la voix s'altère de plus en plus; elle conserve habituellement un timbre rauque et couvert; elle semble descendre au-dessous de son intonation naturelle. Cet enrouement survient, chez beaucoup de malades, le matin surtout au moment du réveil, jusqu'à ce qu'ils aient expectoré les mucosités qui obstruent le larynx; le soir, après les fatigues de la journée, il est plus constant encore et en général plus prononcé. Il varie suivant la température et la densité de l'atmosphère, diminue ordinairement après les repas, augmente sous l'influence des émotions. L'action d'écrire, le froid aux pieds, suffisent quelquefois pour le faire naître; l'exercice de la parole surtout le provoque, après un temps qui devient de plus en plus court, à mesure que la maladie fait des progrès.

Enfin, chez certains sujets, l'aphonie devient à peu

près complète, non pas qu'il y ait toujours incapacité absolue de produire des sons, mais leur émission est si imparfaite, si laborieuse, que les malades préfèrent parler à voix presque basse. Cette aphonie peut être passagère, se lier à des exacerbations de la maladie, ou survenir après des efforts de la voix.

D'autres fois, elle persiste pendant des semaines, des mois, des années même, sans qu'aucun symptôme permette de supposer l'existence d'ulcérations ou de lésions graves du larynx. En général, quand ils le peuvent, les malades préfèrent parler à demi-voix qu'à voix tout à fait basse. L'articulation des mots, réduite à un simple chuchotement, leur est souvent beaucoup plus pénible, et j'ai entendu des ecclésiastiques se plaindre de la fatigue que leur causait l'exercice de la confession; l'habitude, du reste, modifie ces sensations; il y a dans certaines limites une sorte d'accommodation des organes au mode fonctionnel auquel on les soumet.

Ce que je viens de dire de la voix parlée, est le plus souvent applicable à la voix chantée; j'ai déjà cependant signalé quelques exceptions : un des plus grands artistes qu'ait vus la scène moderne, a le pharynx hérissé de granulations; il éprouve un besoin continuel de *hemmer*, de tousser même; ces symptômes disparaissent quand il monte sur le théâtre, et il remplit les salles les plus vastes de la puissance incomparable de son admirable voix.

L'histoire des affections chroniques offre plus d'un exemple analogue, où l'énergie de l'influx nerveux fait taire momentanément les symptômes, et où la surexcitation de l'activité des organes triomphe des obstacles même matériels qui s'opposent à l'exercice de leurs fonctions (1). J'ai rapporté un fait plus curieux encore, qui m'a été communiqué par le docteur Henri G. de Mussy, dans lequel la raucité habituelle de la voix disparaissait sur la scène, et cette modification se maintenait pendant quelque temps.

Un autre artiste (voyez observation IV), qui se trouve aujourd'hui guéri par l'action des eaux Bonnes, et qui possède une magnifique voix de *baryton*, me disait ne pouvoir chanter dans le registre inférieur; quand il essayait de le faire, il lui semblait qu'il y avait sur ses cordes vocales des nœuds, comme il s'en forme quelquefois aux cordes des violons. Il lui était impossible alors d'émettre un son pur; le timbre sombré surtout le fatiguait beaucoup; le fausset au contraire se développait librement; il avait plus de peine à exécuter des sons fermés que des sons ouverts. A la suite d'un rhume, ces diverses modifications de la voix devenaient plus prononcées encore, et les sons du médium perdaient tout leur éclat (*fa* naturel, *fa* dièse, *sol* naturel, *sol* dièse, *la*, étaient pour lui les notes les plus critiques); sa voix devenait voilée, tremblotante, et comme frisée, suivant son ingénieuse expression.

Le même phénomène, l'impossibilité d'attaquer les notes basses, me fut présenté par M. R... (2), qui avait également une voix de baryton.

___

(1) Peut-être dans certains cas ce phénomène comporte-t-il une explication toute physique. Müller a remarqué qu'en augmentant la rapidité du courant d'air qui traverse la glotte, on fait produire des sons à des cordes vocales peu tendues, qui n'en produisaient pas sous l'influence d'un faible courant.

(2) Voyez observation 12°.

Pour la production des tons bas, il faut un moindre degré de tension, un effort expirateur plus contenu, un ensemble de mouvements plus mesurés, plus lents, que pour celle des sons élevés ; et les obstacles aux vibrations sonores doivent y faire sentir leur influence d'une manière plus marquée. Le développement des granulations sur les cordes vocales, ou quelques globules muqueux déposés à leur surface pourraient-ils rendre compte de cette sensation de nœuds perçue par le chanteur ? Si la théorie de M. Garcia se confirmait ; si dans la voix de tête les ligaments glottiques ne sont tendus que par leurs bords, tandis qu'ils vibreraient dans toute leur profondeur pour produire la voix de poitrine, on comprendrait les efforts plus grands qu'exige cette dernière.

Quelques médecins pensent que l'affection du pharynx suffit, dans un grand nombre de cas au moins, pour expliquer l'altération de la voix. Qu'elle puisse exercer quelque influence sur son timbre, cela est possible ; mais je crois que toute modification sérieuse de la voix suppose la participation du larynx à l'affection granuleuse. L'autopsie (n° 1) nous montre un développement simultané des glandules pharyngiennes et laryngiennes.

D'ailleurs il n'existe pas un rapport nécessaire entre le trouble des fonctions vocales et la lésion du pharynx. Quelques malades sont presque aphones, avec un petit nombre de granulations apparentes ; chez d'autres, l'arrière-gorge est hérissée de glandules hypertrophiées, et la voix est peu altérée.

L'extension si fréquente à la trachée et aux bronches de l'affection catarrhale qui occupe la muqueuse pharyngienne, témoigne de l'envahissement du larynx, si disposé par sa structure glanduleuse à cette forme d'inflammation.

L'épiglotte, quand elle est accessible aux regards, se montre souvent injectée, tomenteuse, granuleuse même, et atteste la propagation de la maladie au delà des limites du pharynx.

Je ne comprends guère comment les sécrétions de la muqueuse pharyngienne pourraient, ainsi qu'on l'a dit, tomber sur les cordes vocales. D'après la disposition des parties, si elles n'étaient pas rejetées au dehors, ce serait évidemment vers l'œsophage qu'elles devraient se diriger ; à peine pourrait-on concevoir qu'il en fût autrement pour celles que sécrète le voile du palais (1). D'ailleurs, dans l'hypothèse où telle serait la cause de l'enrouement, un simple effort de toux devrait, en déplaçant ces mucosités, rendre toujours à la voix sa pureté primitive, si elles ne pénétraient qu'accidentellement dans le larynx, si elles n'y avaient pas leur origine, comme semblent l'indiquer leur forme globuleuse et la sensation perçue par le malade au moment où elles se détachent.

---

(1) Expliquerait-on ainsi le phénomène que j'ai vu se produire chez un malade, qui cessait de *hemmer* et de cracher quand il était dans une position *horizontale*, et éprouvait de nouveau la sensation qui provoque ces actes, aussitôt qu'il prenait une autre attitude ?

CHAPITRE X.

COMPLICATIONS.

§ I. — Coryza chronique.

Nous avons parlé de la coïncidence fréquente du coryza avec l'angine granuleuse; cette complication, suivant le docteur Green, peut, lorsque l'inflammation occupe la partie postérieure des fosses nasales, modifier la physionomie de la maladie, en y ajoutant son expression propre. J'ai observé un certain nombre de faits complétement en rapport avec la description du médecin de New-York (p. 215), et je suis tout à fait disposé à à adopter l'explication qu'il donne des phénomènes qui les distinguent. Je crois, cependant, que l'affection granuleuse de la face postérieure du voile palatin et de la partie supérieure du pharynx peut donner lieu aux mêmes symptômes.

C'est un sentiment continuel de pesanteur, d'embarras derrière le voile du palais et à l'isthme du gosier; un chatouillement qui remonte jusqu'aux fosses nasales. Ces sensations sollicitent des mouvements de déglutition, ou des efforts pour ramener en avant, par une sorte de reniflement guttural, les mucosités qui pèsent sur le voile; il en résulte une aspiration qui attire dans la direction du pharynx et de la bouche les sécrétions nasales; et à peine le malade les a-t-il rejetées au dehors, qu'il éprouve de nouveau le besoin de cracher. Quelquefois ce sont des accès d'éternument incoercibles. Le plus souvent, pendant les repas, ces accidents augmentent ; le crachotement, le raclement pharyngien (que les Anglais désignent par l'expression pittoresque et imitative de *hawking*), deviennent continuels, et sont aussi pénibles pour les malades que pour ceux qui les entourent. J'en ai vu qui étaient obligés de renoncer à dîner en public, tant ce symptôme était incommode. Ces crachats sont ordinairement, outre des globules colloïdes, des mucosités filantes, mêlées de pituites spumeuses ; souvent, le matin, des matières épaisses, d'un jaune verdâtre, trahissant leur origine nasale par leur couleur et par leur consistance. En général, on constate dans ce cas l'existence de granulations volumineuses à la partie supérieure du pharynx, derrière le voile du palais. Chez des malades, au contraire, qui étaient peu sujets aux coryzas, et qui présentaient des troubles laryngés très prononcés, j'ai observé que les saillies glanduleuses, plus nombreuses à la partie inférieure du pharynx, devenaient très clair-semées, ou même disparaissaient vers la partie supérieure.

§ II. — Trachéo-bronchite.

La maladie, dans sa marche descendante, ne s'arrête pas toujours au larynx ; très souvent elle franchit les limites de cet organe, la trachée et les bronches sont envahies. La sensation de chaleur et de chatouillement se prolonge derrière le sternum ; quand on percute cet os, on peut quelquefois produire un retentissement douloureux qui semble avoir la trachée pour siége. La toux se développe ou s'exaspère : elle revient ordinairement par quintes dont le timbre varie suivant l'état du larynx; en général rauque, enrouée, gutturale, quelquefois *clangoreuse*, retentissante, ressemblant à la toux de la coqueluche, elle amène l'expulsion de mucosités filantes et transparentes d'abord, qui plus tard deviennent opaques, et peuvent même revêtir le caractère de muco-pus quand le catarrhe passe à l'état chronique, ou vers la fin des formes aiguës.

En général, les quintes sont plus nombreuses, plus violentes, le soir et le matin, quand le malade se réveille et au moment où il se couche. Souvent la toux et le chatouillement guttural sont suspendus pendant les repas; cette rémission peut même se prolonger pendant quelque temps après. Il semble que l'excitation physiologique des extrémités gastriques de la dixième paire fasse diversion à l'excitation morbide des filets qui président aux fonctions respiratoires, ou que l'afflux du sang vers l'estomac, pendant le travail de la digestion, accomplisse une dérivation au profit de l'appareil pulmonaire.

Un état fébrile, plus ou moins prononcé, accompagne le début des accidents bronchiques quand ils sont intenses; il peut se prolonger pendant plusieurs semaines avec des paroxysmes le soir dans certaines formes aiguës. Il n'est pas rare de voir dans les catarrhes chroniques des mouvements de fièvre plus ou moins accentués, à tendance périodique, se montrant principalement dans la soirée ou dans la nuit, quelquefois marqués simplement par un sentiment d'agitation et de chaleur, quelquefois accompagnés de sueurs nocturnes. Ces phé-

nomènes hectiques, venant s'ajouter à l'altération de
la voix, quelquefois même à des crachements de sang,
pourraient donner facilement le change, et faire croire
à l'existence d'une phthisie tuberculeuse, si l'auscultation et la percussion ne venaient apporter leur
contrôle et démontrer l'intégrité du parenchyme pulmonaire.

Le catarrhe trachéo-bronchite, au lieu d'être persistant,
se montre le plus souvent par accès, dont l'impression
du froid, de l'humidité, ou quelques écarts de régime,
provoquent ordinairement le retour. Un coryza en marque
ordinairement le début; puis arrivent les symptômes
d'une laryngo-trachéite, qui accomplit ses périodes en
quelques jours, accompagnée de quintes violentes ressemblant à celles de l'asthme ou de la coqueluche et d'une
expectoration muqueuse, transparente les premiers
jours, puis opaque ou même puriforme au déclin (voyez
observation 2ᵉ).

Ainsi que nous l'avons déjà dit, la succession des phénomènes morbides peut s'accomplir dans un ordre inverse; c'est par la trachée et par les bronches que la
maladie débute, et le pharynx est affecté consécutivement. Il est très rare qu'il ne soit pas granuleux dans
les catarrhes chroniques, quelle qu'en soit la nature;
mais hâtons-nous de dire que ces catarrhes, quand ils
ne sont pas liés à l'existence de productions hétéromorphes, se rattachent, dans un très grand nombre de cas,
à une diathèse herpétique.

La coïncidence fréquente des deux affections et l'analogie de quelques-uns de leurs symptômes expliquent

comment l'angine glanduleuse a été si souvent confondue avec la bronchite (1).

Suivant le docteur Hastings, la laryngite chronique serait souvent la cause de l'asthme (p. 63); et le docteur Green dit avoir guéri des asthmatiques par la cautérisation du larynx. Sans accepter cette étiologie, je crois que l'angine granuleuse peut jouer dans la production des accès d'asthme le rôle de cause occasionnelle, qu'elle constitue un foyer d'irritation permanente, qui peut, par une stimulation directe ou par une sorte d'action réflexe, éveiller ce trouble d'innervation qui me paraît être le phénomène fondamental, primordial de l'asthme, et auquel les phénomènes de catarrhe me semblent subordonnés.

C'est ainsi qu'agissent du reste, dans la génération de l'asthme, différentes lésions des organes contenus dans la poitrine, auxquels on a quelquefois attribué cette affection. J'ai observé plusieurs faits qui semblaient militer en faveur de l'opinion de Hastings et de la pratique de Green, et je suis persuadé que, dans le cas où cette complication existe, en modifiant l'affection laryngo-bronchique, si le parenchyme pulmonaire n'a pas subi d'irrémédiables altérations, on enlève à l'asthme une de ses conditions pathogéniques les plus puissantes, et l'on a fait beaucoup pour sa guérison.

§ III. — Affection tuberculeuse.

Chez le plus grand nombre des phthisiques on observe un développement anormal des glandules pharyn-

____

(1) Dr Green, *loc. cit.*, p. 48.

giennes ; d'une autre part les symptômes de l'angine glanduleuse viennent très souvent s'ajouter à ceux de la tuberculisation pulmonaire ; d'autres fois ils la précèdent, ou en marquent le début. Une toux sèche, laryngée, de l'enrouement, du *hem*, sont, dans beaucoup de cas, les premiers troubles fonctionnels qui signalent l'envahissement des poumons par la production hétéromorphe.

J'ai vu des malades de lesquels ces symptômes existaient depuis plusieurs années, lorsque ceux de la tuberculisation ont éclaté. Cette fréquente coïncidence des deux maladies, cette analogie dans leurs premières manifestations, exposent à une double erreur : elles peuvent exciter des craintes sans fondement, et faire attribuer le pronostic de la phthisie à une affection qui ne compromet pas l'existence, quelque pénible, quelque opiniâtre qu'elle soit ; ou, par une confusion plus fâcheuse encore, inspirer une sécurité trompeuse, en faisant rapporter exclusivement à une altération du larynx un état morbide dans lequel cet organe ne joue qu'un rôle secondaire.

Les résultats de l'auscultation sont toujours, dans les cas douteux, la base fondamentale du diagnostic ; on ne peut se dispenser d'y recourir dans toutes les affections où les organes respiratoires sont intéressés ; cependant, quand la production tuberculeuse commence par le centre des lobes pulmonaires, quand elle s'étend et se dissémine avec lenteur, elle peut ne se révéler à l'oreille que par des phénomènes douteux ou tardifs, alors que déjà se sont manifestés d'autres signes qui n'ont, il est vrai, qu'une valeur relative, qui peuvent se montrer en l'absence de tout développement hétéromorphe, mais qui se rattachent le plus souvent au début de la phthisie, et doivent, dans le silence même de l'auscultation, éveiller les soupçons du médecin et provoquer une médication active ; nous allons les énumérer.

1° Les *crachats* sont très rarement puriformes dans l'angine glanduleuse, à moins qu'il n'existe en même temps une trachéo-bronchite. Les crachats habituellement jaunes, verdâtres, arrondis ou déchiquetés, coïncidant avec de l'enrouement et les autres symptômes de l'angine, sont toujours suspects; cependant, je le répète, ils peuvent avoir pour signification l'existence d'une complication catarrhale.

J'en ai en ce moment même sous les yeux plusieurs exemples remarquables.

OBSERVATION. — M. D..., âgé de soixante-six ans, a, depuis sa jeunesse, perdu les cils à la suite de *blépharites chroniques;* ses cheveux sont tombés prématurément, ce qu'il attribue à des *sueurs de tête très abondantes,* auxquelles il était sujet. Sur sa figure et son cou existent des groupes d'*acne rosacea.* Pendant longtemps il a été hémorrhoïdaire. Il y a quatre ans, ayant été soumis à un refroidissement, il contracta un rhume avec enrouement porté presque jusqu'à l'aphonie, *sans oppression,* sans fatigue très notable quand il parlait. Quinze jours après le début de ces accidents, il éprouva un sentiment de constriction à la gorge, qui survenait subitement au milieu de la nuit, le réveillait en sursaut : il lui semblait, dit-il, qu'une main de fer étreignait son cou. A ces symptômes succédèrent des quintes de toux violentes, qui amenaient l'expectoration de mucosités jaunes, tenaces. La toux se répétait dans la matinée, et cessait après le déjeuner. Depuis lors les crachats ont conservé le même caractère ; la voix est rauque, enrouée ; les amygdales, les piliers palatins, le pharynx, sont hérissés de granulations ressemblant à des bourgeons charnus. La muqueuse pharyngienne est tapissée d'une couche épaisse de mucosités jaunâtres. Le murmure vésiculaire est pur dans toute l'étendue de la poitrine.

Observation.—M. L..., âgé de vingt-cinq ans, sujet à des éruptions herpétiques, est affecté d'angine glanduleuse très caractérisée. Les glandules du pharynx deviennent par intervalles le siège de petites collections mucoso-purulentes. Chaque jour, depuis son enfance, il expectore une quantité considérable de matières épaisses, verdâtres, mucoso-purulentes. Un simple effort d'expiration suffit le plus souvent pour amener au dehors ces crachats, qui ont quelquefois plusieurs centimètres de diamètre. Dans certains cas il les rend par une sorte de vomissement que peuvent provoquer le rire, l'impression subite d'une vive chaleur, l'excitation d'un repas copieux. Un léger chatouillement au larynx quand il force sa voix, un peu d'accélération habituelle de la respiration, sont les seuls troubles fonctionnels qu'il éprouve. L'auscultation ne m'a fait constater dans la poitrine aucun bruit morbide qui m'indiquât l'origine et le siége de ces crachats ; il semble au malade qu'ils se forment dans le larynx ou dans la trachée.

2° Un autre symptôme, qui n'est pas sans importance pour le diagnostic, est l'oppression : le plus souvent,

dans l'angine glanduleuse simple, le malade, malgré
l'altération des fonctions vocales, n'éprouve aucune gêne
dans la respiration ; il peut parler longtemps du timbre
le plus rauque sans éprouver d'autre fatigue que celle
qui résulte nécessairement des efforts exagérés, auxquels
il est obligé de se livrer pour rendre sa voix plus distincte. Il en est autrement dans l'affection tuberculeuse ;
la dyspnée en marque très souvent le début. Elle se manifeste surtout ou augmente lorsque le malade marche
sur un plan ascendant. Il accuse une sensation de gêne,
de poids qui presse sur la partie antérieure du thorax.
Cette sensation est plus prononcée en général dans un
des côtés, mais peut être limitée à la région sternale,
diminue quelquefois comme la toux après l'ingestion
des aliments, d'autres fois augmente après le repas, et
donne lieu à de fréquents bâillements, qui semblent, en
dilatant forcément la poitrine, suppléer à l'insuffisance
des inspirations ordinaires (1). Cependant ce signe n'a

(1) La dyspnée est un phénomène complexe : elle peut être imputée
à une modification nerveuse, à une sensation corrélative au trouble que
subit l'hématose ; mais elle résulte principalement de l'obstacle qu'opposent à la pénétration de l'air dans les poumons l'infarctus du parenchyme,
ou l'obstruction du larynx et des bronches par la tuméfaction de leur
membrane muqueuse et par ses produits de sécrétion morbide ; il est
probable qu'elle dépend encore de la pression qu'exerce sur la paroi
thoracique la colonne atmosphérique, lorsque, par l'occlusion d'une
partie des cellules aériennes, le mouvement expansif du poumon ne suit
pas la dilatation de la poitrine, et qu'un vide partiel tend à se produire
dans cette cavité. L'exagération de la dyspnée dans les mouvements
ascensionnels s'explique, d'abord par les efforts plus grands que néces-
sitent ces mouvements, par l'accélération de la circulation qui en résulte, peut-être aussi parce que la respiration devient plus diaphrag-

pas encore une valeur absolue, et je l'ai observé assez souvent chez des sujets atteints d'angines simples, ou compliquées de trachéites.

3° Les *douleurs dorsales* me paraissent appartenir plus spécialement à l'affection tuberculeuse. Je ne donnerai pas la même valeur aux douleurs cervicales, que j'ai notées chez plusieurs de mes malades, et qui ont été signalées par le docteur Green.

4° J'ai déjà parlé de la possibilité d'hémoptysies chez les sujets atteints d'angine glanduleuse. En général, elles sont peu abondantes, et consistent plutôt dans l'expuition de mucosités sanglantes, que dans l'expectoration de sang pur. Cependant, j'ai vu des sujets dont la poitrine paraissait saine, et qui, quelques années auparavant, avaient craché ou vomi, en toussant, une quantité considérable de sang. Mais qui pourrait affirmer que ces hémorrhagies n'avaient pas été symptomatiques d'une éruption tuberculeuse très discrète, qui était demeurée limitée, isolée, et qui avait pû être éliminée ou subir la transformation crétacée?

5° La fièvre hectique est un des symptômes les plus caractéristiques de la tuberculisation; elle coïncide ordinairement avec la période de ramollissement; mais avant qu'elle soit constituée avec tout le cortége des phéno-

matique chez les phthisiques dont les lobes supérieurs ne respirent qu'incomplétement, et que la flexion du tronc en avant, dans ce genre de marche, entraînant le relâchement des muscles abdominaux, ôte au diaphragme le point d'appui qui favorise son action sur les côtes inférieures. (Voyez le *Mémoire sur les mouvements respiratoires*, de MM. Beau et Maissiat, *Archives de Médecine*.)

mènes *tabiques*, on observe certains troubles fonctionnels qui en sont comme les préludes, et auxquels on
n'accorde pas toujours assez d'attention : c'est une excitabilité plus grande du système circulatoire, qui fait que,
sous l'influence des exercices musculaires, des émotions,
du travail digestif, le pouls s'accélère plus que de coutume, et rentre plus difficilement, plus lentement, dans
ses conditions normales ; c'est une disposition plus grande
à la transpiration que provoquent le moindre mouvement,
la moindre fatigue, l'ingestion des aliments, souvent une
simple secousse morale ; c'est une chaleur anormale de
la paume des mains, surtout après les repas ; en un mot,
ce sont déjà les éléments de l'état fébrile, disséminés et
intermittents, ayant besoin pour se manifester que des
causes d'excitation accidentelles s'ajoutent à l'irritation
dont le foyer permanent est dans l'organisme. Sans doute
tous ces symptômes ne suffisent pas pour asseoir le diagnostic, mais ils marquent le point vers lequel doivent se
diriger l'attention et la prévoyance du médecin, le sollicitent à de fréquentes explorations du thorax, et donnent
de la valeur aux moindres anomalies des bruits respiratoires.

La coexistence si fréquente de l'angine glanduleuse et
de la phthisie ramène une question que nous avons déjà
touchée : quelle relation pathogénique existe entre ces
deux maladies? Le docteur Green affirme que la première est souvent le prélude de la seconde, qu'elle pré-
dispose à son développement, qu'elle peut même en
devenir la cause *directe, principalement* (1) chez les sujets

____

(1) *Loc. cit.*, p. 118.

scrofuleux. J'ai dit dans quelles limites j'acceptais ce rapport de causalité : oui, l'angine glanduleuse, comme la rougeole, la coqueluche, comme une pneumonie, une simple bronchite, peut intervenir dans le développement de la tuberculisation à titre de cause occasionnelle ; elle peut servir de prétexte, pour ainsi dire, à l'explosion d'une diathèse qui préexistait dans l'organisme, et n'attendait qu'une circonstance favorable pour éclater ; mais ce rapport n'a rien de nécessaire. On voit l'angine glanduleuse persister pendant plusieurs années, amener des troubles sérieux dans les fonctions vocales et respiratoires, sans jamais changer de caractère, sans jamais manifester aucune tendance vers une affection plus grave.

D'une autre part, la phthisie ne peut-elle pas jouer le rôle de cause dans le développement morbide des glandules pharyngiennes ? Ce que j'ai dit précédemment (voyez p. 108) de l'influence du catarrhe bronchique sur l'affection glanduleuse, doit faire admettre qu'il en puisse être ainsi. Soit que l'inflammation se propage, par continuité de tissu, de la muqueuse des bronches à celle qui tapisse la partie supérieure des voies aériennes ; soit que les produits de sécrétion morbide exercent une action irritante sur cette membrane, qui en subit le contact ; on voit l'angine glanduleuse succéder presque constamment au catarrhe *symptomatique* des tubercules. Elle peut même lui survivre ; et, quand la maladie suit une marche rémittente, dans l'intervalle des périodes d'excitation qui marquent les envahissements successifs ou le ramollissement du produit tuberculeux, elle constitue quelquefois à elle seule toute l'expression

symptomatique de la maladie, qui pourrait être confondue avec l'angine simple, si les commémoratifs, et
l'auscultation surtout, ne venaient en révéler la véritable
nature.

Tout en admettant que le catarrhe bronchique est une
cause suffisante de l'hypertrophie glandulaire, que celle-
ci n'est pas la manifestation exclusive de la diathèse herpétique, qu'elle peut être dans un grand nombre de
muqueuses un caractère commun à diverses inflammations chroniques, je répéterai que l'herpétisme en est la
condition pathogénique la plus habituelle, et que la chronicité dans les inflammations des membranes tégumentaires doit très souvent lui être imputée. L'angine glanduleuse simple, c'est-à-dire celle qui n'est pas un simple
épiphénomène d'une altération grave du parenchyme
pulmonaire, reconnaît presque constamment cette origine ; et même, dans celle qui complique la phthisie,
cette loi si générale semble trouver une confirmation :
j'ai souvent constaté, dans les cas où l'affection pharyngienne apparaissait avec ses caractères les plus saillants,
des manifestations dartreuses, qui semblaient attester
l'intervention probable de la diathèse herpétique dans
la production de la lésion glanduleuse, dont le catarrhe
bronchique avait pu n'être que la cause occasionnelle.

Cependant l'analyse pathologique conduit à une autre
question : un autre élément diathésique ne pourrait-il
pas intervenir dans le développement de l'angine granuleuse chez les tuberculeux ? La scrofule qui peut donner
naissance à certaines formes d'affection cutanée, ne peut-
elle pas produire des lésions analogues du tégument

interne? Comme on admet des dermatoses scrofuleuses, certaines granulations muqueuses ne pourraient-elles pas se développer sous la même influence diathésique? Je ne suis pas éloigné de cette manière de voir. Les tonsilles, qui, par leur structure, leurs attributions fonctionnelles et leurs sympathies morbides, ont tant de rapport avec les glandules du pharynx, sont très souvent engorgées chez les scrofuleux. Il m'a semblé que sous l'influence strumeuse les granulations se montraient plus saillantes, plus volumineuses, qu'elles tendaient à se remplir de muco-pus. Je n'exprime ces résultats qu'avec une extrême réserve, car ils ne reposent pas sur d'assez nombreuses observations.

Peut-être encore chez certains sujets la scrofule et l'herpétisme concourent-ils simultanément au développement de l'affection glanduleuse, comme on voit des maladies cutanées qui semblent relever de cette double origine. Il y a là un sujet d'études nouvelles qui pourraient conduire à des distinctions intéressantes pour le pronostic et pour le traitement.

Quelle que soit la pathogénie de l'angine granuleuse chez les tuberculeux, elle constitue une complication fâcheuse dans une maladie où le larynx a déjà une si grande tendance à être affecté; elle peut appeler sur cet organe le travail diathésique, et elle ajoute aux souffrances du malade. L'existence de tubercules pulmonaires, arrivés à une période très avancée, ne contre indique pas l'emploi du traitement topique, et n'en empêche pas toujours l'efficacité, comme semble le prouver l'observation que j'ai rapportée plus haut. Cependant, l'affection

granuleuse, qui complique la phthisie, résiste le plus
souvent avec opiniâtreté à toutes les médications , alors
même que l'angine, ayant précédé la lésion pulmonaire,
semble en être indépendante dans son origine ; et tous les
efforts de l'art n'aboutissent ordinairement, dans les cas
les plus heureux, qu'à en atténuer les symptômes.

§ IV. — Maladies de l'œsophage.

Un des traits saillants de l'affection glanduleuse est sa
délimitation à la partie pharyngienne des voies digestives,
et son peu de tendance à se propager vers l'œsophage,
qui semblerait devoir y être plus disposé que le larynx
par sa continuité plus directe avec le pharynx. Les recherches nécropsiques sont d'accord sur ce point avec
les indications fournies par les symptômes : nous avons vu
(p. 89) l'injection s'arrêter brusquement au-dessous du
cartilage cricoïde, et se prolonger dans le larynx. Au
point de vue pathologique, le pharynx semble avoir une
connexion plus intime avec l'appareil respiratoire qu'avec
les voies digestives. Cependant, d'après le docteur Green,
cette règle souffre des exceptions (p. 129). Les glandules
de l'œsophage pourraient être affectées consécutivement
à celles du pharynx ; de cette lésion résulteraient des
retrécissements qui auraient une grande tendance à devenir cancéreux. On préviendrait cette dégénérescence
par la cautérisation. M. Green va plus loin encore : après
avoir rapporté deux faits de cancer confirmé de l'œsophage , terminés par la mort , il ajoute qu'on avait
négligé le traitement topique , comme devant être
inefficace à une période aussi avancée de la maladie.

mais que dans sa conviction il eût amené la guérison.

J'ai dit, à propos des tubercules, dans quelle mesure on pouvait admettre des relations pathogéniques entre des lésions de natures aussi différentes; ce qui est vrai pour le tubercule ne l'est pas moins pour le cancer. Quant à ces observations de rétrécissements anciens, complétement guéris par quelques cautérisations, un résultat si rapide, tellement en dehors des notions fournies par la science, ne permet pas d'admettre que le médecin de New-York ait eu affaire à une lésion aussi grave qu'il le pensait. Je ne crois pas même nécessaire de discuter la curabilité d'un engorgement squirrheux de l'œsophage par l'application d'une solution d'azotate d'argent. Je terminerai ce chapitre en citant deux des cinq observations rapportées par le docteur Green, pour que le lecteur puisse juger de leur valeur.

Ire OBSERVATION (p. 139). — Pendant que le docteur Green donnait des soins à un habitant de New-York, affecté de laryngite folliculeuse, on le pria de voir la sœur de ce malade. Elle avait éprouvé pendant plusieurs années des symptômes analogues aux siens, et qui s'étaient terminés par un rétrécissement de l'œsophage. Depuis plusieurs années elle ne pouvait avaler que des aliments liquides. Toutes les fois qu'elle voulait en ingérer de solides, quelque petit volume qu'ils offrissent, ils provoquaient des symptômes de suffocation ; ces accidents persistaient jusqu'à ce que le bol alimentaire fût rejeté au dehors, ou descendu dans l'estomac, ce qu'elle obtenait quelquefois en emplissant sa bouche d'eau et faisant d'énergiques efforts pour l'avaler.

Sa santé générale, qui s'était maintenue d'abord, avait fini par s'altérer.

Un traitement par le cathétérisme avait plutôt exaspéré qu'amélioré son état. En explorant l'œsophage, le docteur Green trouva un rétrécissement vers la fin du second tiers de ce conduit, et il eut beaucoup de peine à y faire passer une petite sonde. Il cautérisa le pharynx et l'œsophage, jusque dans le point rétréci, avec une solution d'azotate d'argent. Cette opération provoqua une expectoration muqueuse, et, sur le trajet de lœ'sophage, une sensation de brûlure qui persista pendant plusieurs heures ; après quelques cautérisations la malade put prendre des aliments solides, et après avoir été soumise pendant deux mois à cette opération, répétée deux ou trois fois chaque semaine, elle fut complétement guérie.

II\u1d49 Observation (p. 143). — Une dame souffrait d'un rétrécissement de l'œsophage depuis plus de dix-huit ans ; durant toute cette période elle fit un usage exclusif d'aliments liquides, et encore ne passaient-ils qu'avec une extrême difficulté. Il était impossible de faire pénétrer une éponge de trois lignes de diamètre à travers la partie rétrécie qui correspondait au tiers supérieur de l'organe. L'application d'une solution de nitrate d'argent, continuée pendant quelques semaines, la guérit complétement; la déglutition s'accomplissait avec facilité; elle se sentait, suivant son expression, dans un monde nouveau. Deux ans après, à la suite d'un rhume violent, elle commença à éprouver de nouveau quelque difficulté dans la déglutition, et bientôt cette indisposition faisant des progrès rapides, il lui fut impossible d'avaler autre chose

que des liquides, dont elle ne pouvait même prendre
qu'une très petite quantité.

Elle se décida à venir à New-York quand la déglutition fut à peu près impossible ; elle était, lorsqu'elle
s'adressa au docteur Green, réduite à un degré extrême
de faiblesse et d'émaciation. Le rétrécissement occupait
le même siége, mais il était impossible d'y faire pénétrer
une sonde du plus petit calibre. Depuis plusieurs jours
son estomac n'avait pu recevoir que quelques cuillerées
à café de liquide. Extérieurement, les parties correspon-
dantes à la stricture étaient considérablement tuméfiées
et indurées.

Le docteur Green fit des tentatives inutiles pour franchir l'obstacle ; elles furent répétées, sans plus de succès,
par le docteur Valentin Mott. On se décida alors à pousser,
jusqu'au point rétréci, une éponge imprégnée d'une solution d'azotate d'argent. Après deux jours de cette pratique, le docteur Mott parvint à introduire une bougie
de moyen calibre, à laquelle on substitua immédiatement
une éponge chargée de solution caustique. On répéta
cette opération, et au bout de peu de jours la malade put
prendre des quantités considérables d'aliments.

Vingt jours après la cautérisation, le passage fut assez
rétabli pour permettre à la malade de prendre toute la
nourriture nécessaire.

CHAPITRE XI.

Nous avons dit que, dans l'angine glanduleuse, nous étions conduits à chercher, derrière la lésion locale, un état morbide constitutionnel, qui expliquât la *chronicité* de cette affection, sa tendance à persister ou à se reproduire. Nous croyons avoir établi que, dans l'immense majorité des cas, l'angine glanduleuse *chronique* et indépendante de l'affection tuberculeuse, coïncidait ou alternait avec des manifestations dartreuses, qu'elle semblait en un mot une dépendance de la diathèse herpétique. Si cette conception de la maladie est exacte, le traitement devra satisfaire à une double indication : il faudra attaquer la lésion locale, et chercher à modifier la condition générale de l'organisme qui produit et maintient cette lésion.

Cette dernière indication est la plus difficile à remplir. Peut-on jamais atteindre dans leur principe, dans leurs racines, ces conditions pathogéniques qui semblent faire partie intégrante de l'organisme avec lequel elles naissent le plus souvent ? il est permis d'en douter. Les spécifiques que nous pouvons leur opposer n'ont ordinairement qu'une puissance limitée. Mais nous savons par l'observation quelles sont les circonstances qui favorisent l'évolution de ces germes diathésiques ; il nous est souvent possible de soustraire l'économie à l'influence des causes qui renforcent, si je puis m'exprimer ainsi, l'énergie de la diathèse ; nous pouvons la placer dans des conditions opposées. Aussi le concours des moyens hygiéniques ne doit-il jamais être négligé par le médecin qui ne veut pas s'exposer à de graves mécomptes.

D'une autre part, la lésion locale, par le siége qu'elle occupe, réclame une médication directe et immédiate. Ce n'est pas une de ces manifestations qu'il faut quelquefois respecter, comme nous l'avons dit ailleurs, dans la crainte de voir la cause diathésique diriger son action sur des organes plus importants : l'angine glanduleuse trouble une des principales fonctions de la vie de relation, et menace la muqueuse bronchique dont les altérations sont plus graves encore et plus nuisibles à l'équilibre organique.

Nous allons étudier successivement les modificateurs hygiéniques et les moyens spécifiques destinés à combattre l'état constitutionnel qui domine la lésion locale ; nous indiquerons ensuite les agents topiques, à l'aide desquels on peut attaquer cette lésion, lorsqu'elle ne disparaît pas sous l'influence de la médication générale.

§ I. — Modificateurs hygiéniques.

Un air pur, un régime réparateur sans être excitant, l'éloignement aussi complet que le permet la destinée humaine, de toutes les émotions morales : telles sont les conditions hygiéniques les plus favorables à la guérison des manifestations herpétiques.

Dans la maladie qui nous occupe, l'air n'agit pas seulement comme agent de l'hématose, comme le plus essentiel des aliments, *pabulum vitæ ;* comme modificateur général et modificateur d'autant plus puissant qu'il exerce une action incessante sur l'organisme , qu'il l'entoure de toutes parts, qu'il pénètre dans son intérieur quinze ou vingt fois par minute; mais il faut tenir compte encore de son action topique sur les organes respiratoires. Un air pur, l'air balsamique qu'on respire dans les hautes vallées pyrénéennes, ou dans le voisinage des forêts de sapins, impressionne la membrane muqueuse aérienne tout autrement qu'un air chargé, comme celui des grandes villes, d'émanations animales, de vapeurs ammoniacales et de principes méphitiques. Les malades apprécient bien ces différences; ils acquièrent une sorte de sensibilité spéciale pour les qualités de l'air : ils disent que tel air est léger, velouté, dilatant.

Nous avons vu, en décrivant les symptômes, que presque toujours ils sont exaspérés lorsque le malade se trouve dans une atmosphère chaude et resserrée; l'enrouement augmente constamment dans ces circonstances, il est porté quelquefois jusqu'à l'aphonie. Le docteur Green place l'air impur au premier rang parmi les causes de l'angine. (*No one stands more prominent than that of impure air*, p. 167.) J'ai dit également que quelques malades se trouvaient mieux dans un milieu humide et tiède. En général ils redoutent également une humidité froide et un air très sec. Ils doivent encore éviter de marcher contre la direction du vent : ces violents courants d'air ne sont pas seulement nuisibles par l'impression qu'ils produisent, par le refroidissement subit qu'ils déterminent dans la partie qui y est exposée; mais très souvent ils arrachent au sol et entraînent avec eux des particules de poussière qui peuvent, en pénétrant dans les voies aériennes, y devenir une cause d'irritation.

Ce que nous avons dit des qualités de l'air, nous pouvons le répéter, à propos des aliments, des boissons et des condiments : outre leur action modificatrice générale, il en est qui peuvent exercer, sur la membrane muqueuse bucco-pharyngienne, une stimulation qu'on doit éviter ; tels sont les épices, la moutarde, le poivre, le sel en excès. En règle générale, les excitants ne conviennent pas aux personnes qui sont sous l'influence de la diathèse herpétique : ainsi le vin pur, le café, les liqueurs, les mets de haut goût, sont proscrits avec raison de leur régime; et cependant, excepté dans des cas d'une acuité très prononcée, il ne faut point tomber, par un excès contraire, dans les inconvénients d'un régime débilitant. Très souvent l'indication se présente de relever les forces, de remonter la tonicité générale, de soutenir en un mot l'organisme dans sa lutte contre la maladie; et la formule du régime se réduit à ces deux mots que j'ai inscrits au commencement de cet article : *régime tonique, non excitant.* C'est entre ces deux écueils de la débilitation et de l'hyperstimulation que le praticien doit louvoyer.

Quant à l'action des causes morales, elle est incontestable. Combien souvent voyons-nous les chagrins, les passions, les excitations du jeu, les émotions de la spéculation, les déceptions du cœur favoriser le développement des affections de tout genre et en particulier des affections herpétiques !

A ces préceptes d'hygiène générale, je dois en ajouter quelques autres qui tirent leur opportunité du siége de la maladie. Quelle que soit la méthode thérapeutique à laquelle le malade est soumis, le repos de l'organe affecté est une condition essentielle du traitement : on lui enjoindra de parler le moins possible, et seulement à demi-voix. Si même il se trouvait dans une période de surexcitation ; si l'exercice de la parole, renfermé dans ces limites, provoquait de la fatigue, de la toux ou de la douleur, il devrait se contenter d'écrire sur une ardoise, ou de parler à voix basse, pourvu que, suivant la judicieuse remarque de M. le professeur Trousseau (1), il ne fasse pas de grands efforts en voulant rendre cette voix plus intelligible pour ceux qui l'écoutent. Il est cependant une période de la maladie où l'exercice de la voix peut devenir utile à la guérison ; de même que dans les affections articulaires, quand les phénomènes inflammatoires sont éteints depuis longtemps, des mouvements méthodiques favorisent le rétablissement de la circulation normale dans l'articulation malade et sont un élément du traitement. J'ai déjà touché cette question en décrivant les symptômes de la maladie (2). Il ne faut pas perdre de vue que, sous la muqueuse, existe dans le larynx un appareil musculaire dont les fonctions peuvent être momentanément troublées par la lésion de la membrane qui les recouvre.

(1) *Loc. cit.*, p. 308.
(2) Page 61.

Les malades doivent résister, autant que possible, à ce besoin de *hemmer* ou de tousser qui les tourmente incessamment, et qui est provoqué par le chatouillement dont la gorge est le siége (1). Cette remarque s'applique aux mouvements de déglutition ou de *reniflement guttural*, véritables ténesmes du pharynx, qui sont des symptômes si communs de l'angine glanduleuse. Ces actes trop répétés augmentent l'irritation de la membrane muqueuse et la sécrétion morbide qui en est la conséquence. Il faut maîtriser, quand on le peut, la sensation qui les sollicite, à moins que la glotte ne soit obstruée par des mucosités, qui gênent le passage de l'air ou mettent obstacle à l'émission de la voix.

§ II. — Modificateurs internes.

A. *Médication sulfureuse*. — Sans admettre que le soufre soit un médicament *spécifique* dans les maladies dartreuses, au même titre que le quinquina dans les fièvres palustres, ou même que le mercure dans les accidents secondaires de la syphilis, l'expérience a prouvé que cet agent thérapeutique jouissait d'une efficacité réelle et vraiment *spéciale* dans un grand nombre de formes chroniques de l'herpétisme; et, outre les effets topiques qu'il produit sur les parties malades, on admet généralement qu'il peut modifier l'état constitutionnel dont la lésion cutanée est l'expression. Cette action topique est un des éléments les plus importants de l'action

(1) Ces divers phénomènes peuvent être comparés encore au prurit qui accompagne les affections herpétiques de la peau, ou à la sensation qu'on éprouve dans le coryza et qui porte à se moucher sans cesse.

du soufre ; et l'usage interne des composés sulfureux serait le plus souvent insuffisant pour guérir les affections dartreuses. Dans le plus grand nombre des cas, elles doivent être attaquées directement par des moyens locaux, en même temps qu'on oppose des modificateurs généraux à la disposition interne qu'elles manifestent.

Quoi qu'il en soit du mode d'action des préparations sulfureuses, M. le professeur Chomel, s'appuyant sur la relation pathogénique qu'il avait constatée, insista sur l'opportunité de leur emploi dans l'angine glanduleuse ; et les résultats obtenus sont venus apporter un nouvel argument en faveur de l'idée qu'il avait conçue sur la nature du mal. Depuis longtemps, il faut le dire, les eaux sulfureuses étaient mises en usage dans cette maladie confondue, sous le nom de *bronchite* ou de *laryngite*, dans la classe de ces nombreuses affections catarrhales auxquelles le traitement sulfuro-thermal est appliqué avec tant de succès. Pour ma part, j'en ai très souvent constaté l'efficacité (1). Il me semble répondre à toutes les indications de la maladie qui nous occupe. Je m'étendrai plus longuement sur ce sujet dans un autre travail. Cependant, en raison de l'importance que j'attribue aux eaux sulfureuses dans le traitement de l'angine glanduleuse, je crois devoir, ici, en indiquer succinctement les principaux effets (2).

Sous l'influence de ces eaux, qui trouvent de puissants

(1) Voyez les observations.

(2) Je ne prétends pas que tous ces effets appartiennent exclusivement aux eaux sulfureuses. Beaucoup d'autres eaux minérales peuvent en produire d'analogues. On pourrait distinguer dans les eaux deux ac-

auxiliaires dans les conditions hygiéniques nouvelles au milieu desquelles le malade est placé, il semble que l'innervation devienne plus puissante ; la nutrition et l'assimilation sont plus actives; toutes les fonctions s'exécutent avec plus d'énergie et plus d'harmonie; le malade exprime cet ensemble de phénomènes en disant qu'il se sent plus de vie. Son appétit augmente; ses forces musculaires acquièrent plus de vigueur; il éprouve une excitation générale qui retentit sur ses facultés intellectuelles, et que M. le docteur Andrieu (1) compare, après de Bordeu, à celle « qui est produite par certains stimulants spécifiques, tels que le café. » Quelques malades, en petit nombre, sentent de la faiblesse et de l'enivrement (observ. 14).

Les fonctions de la peau sont stimulées : en général, la transpiration est plus abondante et plus facile. Chez les sujets affectés d'herpétisme, on voit fréquemment les lésions cutanées s'exaspérer ou s'étendre; d'autres fois elles reparaissent si elles étaient supprimées. Souvent les malades se plaignent de démangeaisons; chez quelques-uns on voit survenir ces éruptions de diverses natures,

tions : 1° une *action physiologique*, commune au plus grand nombre, qui consiste dans le développement de l'activité vitale, l'énergie plus grande imprimée à toutes les fonctions, le *relèvement* des forces ; 2° une *action thérapeutique*, qui peut varier dans chaque source, suivant le principe minéralisateur qui y domine, sa thermalité, la constitution moléculaire de ses éléments, enfin suivant l'ensemble de circonstances qui font de chacune un médicament dist`nct, doué d'une action spéciale et pouvant répondre à des indications déterminées.

(1) *Essai sur les Eaux-Bonnes*, par M. A.-F. Andrieu, professeur agrégé à la Faculté de médecine de Montpellier, p. 20.

auxquelles on donne vulgairement le nom de *poussées :*
des érythèmes, des urticaires, des furoncles. J'ai vu
des blépharites chroniques revêtir une forme plus aiguë.

Cette stimulation des membranes tégumentaires se
manifeste d'une manière plus marquée là où existent
déjà des foyers d'irritation qui lui font appel : ainsi chez
les sujets atteints d'angine, en général, la membrane
pharyngo-laryngienne devient plus rouge ; les granulations sont plus saillantes ; le plus souvent la sécrétion
muqueuse est augmentée ; les malades accusent des
sensations incommodes de chatouillement, de picotement, d'ardeur à la gorge ou au larynx, qui retentissent
quelquefois sur la trompe d'Eustachi, d'autres fois sont
accompagnées de gêne dans la déglutition.

Un peu d'insomnie, d'agitation nocturne, s'ajoutent
souvent à ces symptômes, qui se montrent ordinairement
après quelques jours d'usage des eaux, s'apaisent ensuite, et peuvent reparaître à la fin du traitement ; chez
quelques-uns ils ne se manifestent qu'à cette époque,
à la période de saturation.

L'excitation du système circulatoire s'exprime, chez
un certain nombre, par une congestion des vaisseaux
hémorrhoïdaux ; les tumeurs hémorrhoïdales se gonflent,
deviennent prurigineuses, douloureuses, ou même
fluentes dans quelques cas.

La sécrétion rénale devient plus active, ce qui est
une conséquence naturelle de l'ingestion des boissons
aqueuses ; mais, en outre, l'eau sulfureuse provoque
quelquefois des phénomènes d'irritation de la vessie et
de l'urètre, chez des malades qui ont souffert antérieu-

rement d'accidents de cette nature (voyez observ. 1re).

Il me paraît très probable que cette localisation de l'excitation générale, que cette sorte d'action élective sur la partie malade est favorisée par le contact de celle-ci avec l'agent médicamenteux, contact qui a lieu nécessairement dans l'acte de la déglutition, et que j'ai cherché souvent à prolonger, à l'exemple de M. le professeur Chomel, en ordonnant aux malades de se gargariser avec l'eau minérale.

Comme toutes les eaux minérales, l'eau sulfureuse est administrée en boisson, à doses progressives ; plus que toute autre, l'Eau-Bonne, dont l'expérience consacre chaque jour l'efficacité dans les affections chroniques des organes respiratoires, doit être, à cause même de son activité, employée avec prudence, et suivant les règles d'une méthode dont de Bordeu avait déjà fixé les bases, et qui a été perfectionnée par ses successeurs.

Un adulte, atteint d'angine glanduleuse, commence ordinairement par boire deux demi-verres ou trois quarts de verre d'Eau-Bonne, pris à jeun ou une heure, au moins, avant les repas. Lorsqu'il se trouve dans des conditions normales d'excitabilité, lorsque ses poumons sont sains, ou s'il n'est pas sous l'influence d'une de ces exacerbations qui, donnant à la maladie un caractère d'acuité, peuvent contre-indiquer temporairement l'emploi des eaux sulfureuses, on en élève graduellement la dose jusqu'à trois et quatre verres ; très rarement il est utile de dépasser cette quantité ; et l'excitabilité du malade, ou les phénomènes d'irritation locale, qui se manifestent sous l'influence de cette médication, peuvent commander de rester en deçà (1).

La durée du traitement thermal est divisée généralement en *saisons* de vingt à trente jours ; elle doit être subordonnée à la manière dont le malade supporte la médication, aux effets qui se manifestent, à l'intensité de la maladie.

Dans une angine glanduleuse ancienne et grave, deux *saisons* sont en général nécessaires ; on les sépare par quelques jours de repos, pendant lesquels les malades sont soumis à un régime adoucissant, à l'usage du lait d'ânesse ou d'autres boissons tempérantes, pour modérer l'excitation produite.

Rarement la seconde *saison* dure autant que la première ; l'excitabilité, déjà mise en jeu, ressent plus promptement l'action du stimulus ; on cesse alors l'emploi des eaux pour éviter une excitation très intense, qui peut n'être pas un obstacle à la guérison, mais qui n'en est pas toujours, comme l'ont avancé quelques médecins, une condition indispensable. Les bains sont un adjuvant utile du traitement. On a révoqué en doute, dans ces

---

(1) Un habitant du Béarn, qui se rend chaque année aux Eaux-Bonnes pour prévenir le retour d'une affection laryngée, dont il a été guéri par leur usage, et qui y vint, pour la première fois, il y a quarante ans, me disait qu'à cette époque on commençait par deux verres, et que l'on arrivait graduellement à six. Plusieurs buveurs suivent encore cet usage traditionnel. Il y a bien loin de ces six verres, qui font trois livres environ, aux cinq ou six livres qu'on buvait chaque jour du temps de Théophile de Bordeu (XIᵉ lettre à madame de Sorberio). Cet auteur ajoutait, il est vrai : « C'est trop pour plusieurs, et il y en a fort peu à qui cette dose ne suffise pas. »

derniers temps, l'absorption par la peau de leurs principes minéralisateurs. Je n'entrerai pas dans cette discussion. Les avantages des bains sont incontestables ; ils concourent de la manière la plus puissante au rétablissement des fonctions cutanées, qui jouent un si grand rôle dans l'équilibre organique, et dont l'exercice régulier est d'autant plus important, dans la maladie qui nous occupe, que, comme je l'ai déjà rappelé ailleurs. il existe une sorte d'antagonisme entre les fonctions de la peau et celles du tégument interne (Voy. l'Introduction).

Une propriété de nos eaux que j'ai souvent observée, et qui a été signalée par M. Andrieu (p. 64), c'est que les malades qui les prennent depuis quelque temps deviennent, soit immédiatement, soit plusieurs semaines après en avoir cessé l'usage, moins sensibles aux variations atmosphériques. Je me suis servi assez souvent des douches générales comme auxiliaires des bains; elles ont l'avantage d'exercer une action révulsive sur la périphérie cutanée, de la stimuler plus énergiquement encore, et de placer le malade au milieu d'une atmosphère de vapeurs sulfureuses qui pénètrent dans les voies respiratoires : c'est à la fois un des plus simples et un des meilleurs procédés d'inhalation qu'on puisse mettre en usage.

Quand l'affection glanduleuse s'étend à la partie supérieure du pharynx, à la face supérieure du voile du palais et à la partie postérieure des fosses nasales, pour mettre l'eau minérale en contact avec les tissus malades, j'en fais injecter par le nez avec une seringue de verre, ou j'engage le malade à en aspirer par les narines à l'aide d'une forte inspiration (1). Cette pratique m'a donné de bons résultats. J'ai appris de M. le docteur Fontan que, depuis plusieurs années, il s'en était déjà servi avec succès, et qu'il ajoutait à ces injections nasales des douches dirigées sur le pharynx lui-même. Je conçois que ces douches puissent être utiles dans certaines formes chroniques, chez des malades peu excitables; j'admettrai même que leur emploi puisse être généralisé davantage, quand on fait usage d'eaux moins actives que les Eaux-Bonnes : avec celles-ci, en effet, les malades doivent se contenter d'injecter quelques cuillerées d'eau minérale dans chaque narine, et de se gargariser une ou deux fois par jour, dans la crainte de voir survenir des phénomènes d'excitation qui forceraient à suspendre l'emploi de ces moyens.

Dans plusieurs localités thermales, on dirige des douches sur la région laryngée. Je n'ai point eu, aux Eaux-Bonnes, recours à cette méthode. M. le docteur Fontan assure en avoir retiré quelque avantage : il est possible que, dans certains cas où la maladie est très ancienne, où il y a peu de tendance à une con-

____

(1) J'ai vu des malades qui pouvaient à volonté, en prenant l'eau dans la bouche, la faire revenir par le nez. Un autre phénomène que j'ai observé et qui avait déjà été signalé par MM. Fontan et Maisonneuve, c'est que le liquide injecté par une narine peut revenir par l'autre, sans qu'il y ait aucune communication entre les deux : on ne peut l'expliquer que par la contraction des piliers postérieurs et du voile palatin, fermant inférieurement cette partie, désignée par M. Sappey sous le nom d'arrière-cavité des fosses nasales.

gestion aiguë vers le larynx, les douches, agissant à la fois comme fomentation et comme une sorte de massage, contribuent à modifier l'état circulatoire de cet organe, et puissent trouver une utile application ; mais d'après les faits dont j'ai été témoin, je suis disposé à regarder l'indication de ce moyen comme exceptionnelle, et à lui appliquer ce que MM. Trousseau et Belloc disent des fomentations et des cataplasmes : « Ils peuvent produire un effet tout opposé à celui qu'on attendait, provoquer vers la gorge une fluxion sanguine considérable, et alors les accidents, loin d'être calmés, subiront une aggravation notable. »

Revenons sur cette exagération des phénomènes morbides produite par les eaux thermales. Plusieurs médecins la regardent comme une condition indispensable de la guérison, comme une crise que les malades doivent traverser, et sans laquelle il n'y aurait pas d'effet curatif. Je crois, je le répète, que cette proposition, est admissible dans certains cas; mais elle est trop absolue. J'ai vu des malades guérir aux Eaux-Bonnes sans phénomènes réactionnels bien prononcés, sans aggravation momentanée des symptômes; et la guérison n'en a été ni moins parfaite ni moins solide. Les observations de M. le docteur Andrieu sont sur ce point d'accord avec les miennes, et je ne puis résister au plaisir de lui emprunter le passage où il développe cette opinion, avec la lucidité et l'élégance qui prêtent tant de charme à la lecture de son ouvrage:

« Beaucoup de malades, dit cet auteur, soumis à l'usage des eaux, guérissent, sans éprouver d'autre effet appréciable de l'action de celles-ci, que l'amélioration graduelle de leur état et la disparition plus ou moins complète des accidents morbides auxquels ils étaient en proie. Je suis convaincu que certains malades guériraient, s'ils prenaient une quantité d'eau plus considérable et s'ils traversaient une période de stimulation même très intense, mais ils ne guériraient pas mieux. Je reste donc convaincu que le médecin doit s'étudier, autant que possible, à ne pas susciter des troubles trop considérables, et j'affirme qu'il aurait atteint le summum de la perfection, s'il arrivait à guérir toutes les fois que la guérison est possible sans amener de perturbation notable........ Mais lorsqu'il s'agit d'un réactif aussi capricieux et aussi délicat que la sensibilité de l'homme, il est évident que nous ne pouvons jamais calculer exactement les résultats d'une impression ressentie. Tout ce que nous sommes en droit d'exiger, c'est que les symptômes imputables à l'action des Eaux-Bonnes ne soient pas d'une intensité exagérée. Faisons toutefois nos réserves, et ajoutons qu'il peut se présenter tel fait exceptionnel où le médecin a besoin d'imprimer à l'économie une modification énergique et de remuer la vie jusque dans ses profondeurs les plus intimes. L'intensité de l'action à exercer dans cette occurrence rentre complétement dans le domaine de l'appréciation personnelle (1). »

Quand cette excitation se prononce avec une certaine énergie, qu'elle ait été ou non recherchée par le médecin, il convient de s'arrêter à la dose prescrite, quelquefois de redescendre à une dose moindre, ou même, dans

____

(1) *Loc. cit.*, p. 153.

quelques cas, de suspendre temporairement cette médication. Les pédiluves irritants, le lait d'ânesse, les gargarismes adoucissants (1), ramènent en général très rapidement le malade à des conditions qui permettent
d'augmenter la dose de l'eau minérale, ou d'y revenir si
l'on en avait interrompu l'usage. Je me suis quelquefois
bien trouvé, dans des cas d'une acuité médiocre, d'un
gargarisme légèrement iodé (2).

Cette excitation, avons-nous dit, se manifeste assez
souvent à la fin du traitement et semble alors marquer
la limite à laquelle on doit s'arrêter. C'est après qu'elle
s'est apaisée que l'amélioration commence à se manifester;
quelquefois plusieurs semaines ou même plusieurs mois
s'écoulent, avant qu'une heureuse modification dans les
phénomènes morbides révèle l'action curatrice du traitement thermal. Pour ce qui concerne les Eaux-Bonnes,
dans beaucoup de cas, la manifestation de cette action
ne se fait pas si longtemps attendre. Beaucoup de malades, quand ils quittent les eaux, ne toussent plus, ne
crachent plus, n'ont plus ni *hem*, ni chatouillement, parlent d'une voix infiniment meilleure, et éprouvent (j'emprunte l'expression de l'un d'eux) « une sen-

(1) Je me suis servi souvent avec beaucoup d'avantage du gargarisme suivant :

Emulsion d'amandes.	200 gram.
Sirop diacode.	30 —
Eau de laurier-cerise.	6 —

(2)

Décoction de têtes de pavot	200 gram.
Sirop de mûres	30 —
Teinture d'iode	1 —
Iodure de potassium	0,10 centigr.

sation de bien-être et de dilatation des voies aériennes ».
Les granulations ont diminué, quelquefois même disparu,
quand elles sont depetit volume; plus souvent la rougeur
s'efface, l'état granuleux du pharynx persiste encore plus
ou moins prononcé, mais ne met pas obstacle au rétablissement des fonctions vocales. Chez d'autres, il en est
autrement, et je suis convaincu, avec tous les médecins
qui ont manié la médication thermale, de la réalité des
effets consécutifs éloignés : soit qu'il faille un certain
temps à l'organisme, ébranlé par cette médication, pour
reprendre son équilibre ; soit que l'impulsion donnée au
travail réparateur lui imprime une marche trop lente,
pour qu'elle puisse se traduire par des effets sensibles
avant un certain laps de temps.

Enfin, dans quelques cas d'angine très grave et très
invétérée, la guérison peut n'être pas obtenue en une
seule année. Quelquefois, après une première cure,
l'état général est amélioré; les forces sont augmentées ;
le malade est moins sujet aux rhumes, moins sensible
au froid; mais sa voix reste altérée, éteinte, et il n'en
recouvre complétement l'usage qu'après être venu aux
eaux pendant plusieurs années.

Ce que je viens de dire de l'emploi et de l'action de la
médication sulfureuse s'applique spécialement aux Eaux-
Bonnes; les autres eaux sulfureuses jouissent-elles de la
même efficacité ? Un médecin honnête et consciencieux ne
pourrait se prononcer sur une pareille question qu'après
avoir passé successivement plusieurs années dans chaque
localité thermale pour en comparer les effets. Aussi je ne
chercherai point à établir de comparaison; je dirai seu-

lement que les Eaux-Bonnes réunissent un ensemble de conditions éminemment favorables dans les maladies des voies respiratoires, et qu'elles me paraissent justifier la préférence traditionnelle que leur accordent, depuis plusieurs siècles, les médecins et les malades dans les affections de cette nature.

Je n'attribue qu'une faible valeur aux inductions tirées de la nature chimique des Eaux-Bonnes. La chimie ne nous a pas dit son dernier mot sur la composition des eaux minérales ; des substances très actives peuvent y être contenues et rester longtemps ignorées, parce qu'on n'a pas eu l'idée de soumettre ces eaux à l'action des réactifs qui en peuvent déceler la présence. C'est ce qui est arrivé pour l'iode et pour l'arsenic. D'ailleurs, on n'a pas tous les éléments du problème, quand on connaît la nature et la proportion des principes minéralisateurs ; leur mode de combinaison, leur constitution moléculaire peuvent en modifier l'action : nous voyons des corps isomères jouir de propriétés toutes différentes.

Ce qu'on peut dire cependant, et ce qui, sans l'expliquer, permet de concevoir la spécialité d'action des Eaux-Bonnes, c'est que ces eaux sont chimiquement sans aucun analogue dans la chaîne pyrénéenne (1) ; parmi les eaux sulfureuses, ce sont celles qui renferment la plus grande

---

(1) Dans son ouvrage sur les *eaux minérales des Pyrénées*, M. le professeur Filhol s'exprime ainsi : « Les propriétés physiques et » chimiques de ces eaux les distinguent de la plupart des autres sources » sulfureuses de la chaîne, et justifient l'action toute spéciale qu'on leur » attribue dans le traitement de certaines affections des voies respi- » ratoires. »

proportion de chlorure de sodium (1), et probablement d'iode, quoiqu'elles n'en contiennent qu'une très petite quantité. Elles sont très riches en matière organique (2); en outre, M. Filhol est porté à admettre que le soufre s'y trouve combiné avec le calcium, ce qui constituerait une différence plus profonde encore entre les Eaux-Bonnes et les autres sources des Pyrénées.

Les malades qui ont parcouru les diverses stations thermales des Pyrénées s'accordent en général à reconnaître à nos eaux une douceur, une onctuosité, un velouté (c'est leur expression) qu'ils ne trouvent pas ailleurs. J'en ai vu qui avaient pris d'autres eaux pendant plusieurs années sans éprouver aucune amélioration; chez quelques-uns même, après qu'ils en avaient fait usage, les phénomènes morbides s'étaient développés ou exaspérés (voy. obs. 5), et ils ont été guéris par les Eaux-Bonnes. Est-ce à dire que celles-ci doivent être préférées dans tous les cas? Je me garderais de formuler une pareille conclusion. Il se rencontre des circonstances, comme le dit M. Andrieu, où cette excitation plus vive,

(1) Elles en contiennent par litre 0,3423. Les plus riches en cette substance sont ensuite celles de Gazost, qui ont donné à M. Filhol le chiffre de 0,3157; celles de Labassère n'en ont que 0,2058 ; celles de la Raillère descendent à 0,0264, et celle qui en renferme le plus à Luchon ne dépasse pas le chiffre de 0,0858.

(2) Les Eaux-Bonnes sont remarquables surtout par la forte proportion de chlorure de sodium et de matière organique qu'elles renferment; elles se distinguent encore, de la plupart des eaux sulfureuses de la chaîne, par leur faible alcalinité, la moindre quantité de silice, et la proportion plus considérable de sulfate de chaux dont l'analyse démontre l'existence. (Filhol, *loc. cit.*, p. 375.)

qui est un inconvénient pour la plupart des malades, peut devenir un effet désirable et une condition de la guérison, chez des sujets dont la vitalité est languissante, qui sont peu sensibles à l'action des stimulus et qui ont besoin d'être incités plus énergiquement (1). Les nuances d'activité et les propriétés diverses qui distinguent chaque source thermale peuvent les mettre en rapport avec certaines variétés idiosyncrasiques.

Un fait incontestable en faveur des Eaux-Bonnes, c'est l'excellence des conditions atmosphériques qu'on y rencontre. L'air y a cette pureté (2) qu'on va chercher dans les montagnes, sans y être jamais soumis à ces agitations violentes qui se font sentir ailleurs. La plupart des autres vallées, disposées en corridors, sont ouvertes à des courants d'air souvent très rapides. Aux Eaux-Bonnes, l'atmosphère est habituellement calme; la ceinture de montagnes qui entoure cette vallée et la surplombe de tous côtés oppose aux vents une barrière presque infranchissable, ou du moins ne les y laisse arriver qu'après avoir brisé toute leur impétuosité (3). Une

(1) Une circonstance qui rend la comparaison très difficile, c'est que chaque médecin voit des malades qui n'ont retiré aucun avantage des autres eaux et qui guérissent par les siennes ; il ne voit pas, bien entendu, ceux qui, près des autres sources, ont trouvé la guérison. Dans certains cas d'angine grave, la nécessité de prendre les eaux pendant plusieurs années avant d'arriver à une guérison complète, peut faire naître une autre cause d'erreur: la dernière eau mise en usage recueille tous les honneurs d'une guérison préparée ou commencée par d'autres.

(2) On a cité, comme preuve de la salubrité des Eaux-Bonnes, l'absence des goîtres, si communs dans d'autres vallées.

(3) La situation des thermes des Eaux-Bonnes, au centre des habitations, n'est pas un avantage sans importance et sans influence sur le

seule chose manque aux Eaux-Bonnes, et cette lacune
va être enfin comblée, c'est l'abondance des bains: les
sources n'alimentent actuellement que dix baignoires et
deux douches. Des fouilles récentes, dirigées par M. Fran-
çois, ont mis à découvert de nouvelles richesses, et nous
en promettent de plus considérables encore. Sur le re-
vers de la butte du Trésor est une source sulfureuse
abondante, celle d'Ortech, qui paraît avoir été employée
du temps de Bordeu, et qu'on laisse, aujourd'hui, se
perdre dans le torrent. L'administration locale, cédant
aux vœux exprimés depuis longtemps par les malades
et par les médecins, a commencé enfin des travaux qui
vont mettre à profit toutes ces ressources. Une salle
d'inhalation, réclamée depuis plusieurs années, va aussi
être construite, et un promenoir couvert, indispensable
aux buveurs affectés de maladies des organes thoraciques, complétera l'établissement.

Les Eaux-Bonnes offriront alors aux malades tous
les éléments du traitement thermal. Les dix baignoires
qu'elles possèdent actuellement rendent déjà d'immenses
services, et font présager tous les résultats qu'on ob-
tiendra quand leur nombre sera doublé, et peut-être
triplé. Dans les conditions présentes, après avoir administré en boisson les Eaux-Bonnes, qui, dans l'angine
glanduleuse, me semblent spécialement indiquées, il
m'arrive quelquefois d'envoyer les malades prendre,

résultat du traitement, dans les affections des organes respiratoires, sous
le climat variable des montagnes. Dans certaines localités, les malades
sont obligés de parcourir plusieurs kilomètres, trop souvent au milieu
d'un air froid et humide, pour aller chercher l'eau minérale.

exclusivement, des bains et des douches à Eaux-Chaudes, à Luchon ou à Cauterets. Cette combinaison m'a paru avantageuse dans un certain nombre de cas.

L'observation exacte des lois de l'hygiène est une condition de la plus haute importance pour le succès du traitement thermal. L'aggravation du mal ou les rechutes sont la conséquence trop fréquente des écarts de régime ou des imprudences auxquelles les malades se laissent entraîner.

Par cela même qu'ils sont sous l'influence d'une médication qui excite les fonctions cutanées, ils doivent éviter avec plus de soin l'impression du froid, qui peut refouler ce mouvement d'expansion périphérique et provoquer une congestion des organes intérieurs. Ce danger est d'autant plus grand que les pays de montagnes sont sujets à de rapides et fréquentes variations de température. En général, la chaleur baisse brusquement quand le soleil se couche, et c'est à ce moment surtout que les malades doivent éviter de s'aventurer dans des courses lointaines.

Souvent même ils doivent s'abstenir complétement de sortir le soir, si l'air est chargé d'humidité : le travail morbide dont la muqueuse pharyngo-laryngienne est le siége, l'excitation que la médication sulfureuse y ajoute quelquefois, rendent ces organes plus sensibles à ces influences; et trop souvent, en négligeant les précautions convenables, les malades perdent ou amoindrissent les bons effets qu'ils étaient en droit d'attendre de l'usage méthodique des eaux.

Combien encore compromettent leur guérison par des

courses fatigantes, dont le goût devient une espèce
d'entraînement ! On les voit partir quelquefois par un
soleil ardent ; ils s'enfoncent dans ces gorges où les
rayons lumineux, réfléchis par les rochers, produisent,
au milieu du jour, une chaleur excessive. Souvent c'est
au grand galop qu'ils se lancent à travers ces défilés ;
puis, quand ils sont haletants, ruisselants de sueur, ils
sont conduits par les sinuosités de la route dans un en-
droit abrité, sur le bord d'un torrent qui répand sur son
passage la fraîcheur et l'humidité ; ou bien encore, gra-
vissant des pics escarpés, ils arrivent à leurs sommets
neigeux, passant en quelques heures de la température
de la zone torride à celle des climats septentrionaux.
Ajoutez aux inconvénients de ces conditions extérieures
des efforts musculaires souvent sans proportion avec les
forces du malade, et il sera facile de comprendre combien ces excursions entraînent de périls pour les personnes atteintes d'affections des organes respiratoires.
Autant un exercice modéré est utile, est nécessaire
même ; autant, quand il est excessif et pris dans de semblables conditions, il devient un obstacle à la guérison,
souvent même une cause d'aggravation. Antoine de
Bordeu avait bien signalé ce double danger : « J'ai vu,
dit-il, plusieurs malades se trouver très mal quand ils
s'exposaient à l'air pendant l'usage des eaux. J'en ai
même vu périr pour avoir trop compté sur les forces
qu'elles leur donnaient (1). »

La médication sulfureuse me paraissant mériter la

(1) Citation empruntée à l'ouvrage de M. Andrieu, *loc. cit.*, p. 176.

première place parmi les moyens qui peuvent être opposés à l'angine glanduleuse, j'ai cru qu'il n'était pas
inutile d'exposer avec quelques développements les règles
qui doivent présider à son administration et les effets
qu'elle produit.

On rencontre quelquefois des malades qui ne peuvent
supporter les eaux sulfureuses. J'en ai vu un, dernièrement, qui, les prenant à très petites doses, éprouva néanmoins, au bout de douze jours, une chaleur si vive et si
douloureuse dans la région de l'estomac, qu'il dut en
cesser l'usage. Les mêmes phénomènes s'étaient manifestés sous l'influence des eaux du Mont-Dore et l'avaient
forcé d'y renoncer. Ces faits sont très rares et tout à fait
exceptionnels; il arrive souvent, au contraire, que des
accidents dyspeptiques, compliquant l'angine glanduleuse, cèdent rapidement à l'usage des Eaux-Bonnes. J'en
ai observé de nombreux exemples. Je me contenterai
d'en citer un seul.

M. le comte de P... était venu aux Eaux-Bonnes pour
y conduire son fils, qui, après une attaque de pleurésie,
avait eu quelques hémoptysies, et dont le poumon droit
présentait, au sommet, une obscurité relative du son, une
inspiration rude et faible, un bruit d'expiration prolongé
et un retentissement exagéré de la voix. Depuis sept ans,
M. le comte de P... souffrait d'un état dyspeptique, accompagné de flatuosités et de chaleur à l'épigastre pendant le travail de la digestion. Des granulations existaient
sur son pharynx et coïncidaient avec quelques manifestations herpétiques. Je lui fis boire de l'eau sulfureuse de
la source froide; plus tard il prit des bains et fut com-

plétement délivré de cette indisposition, jusque-là rebelle.
Il acquit des forces, de l'embonpoint, et quand je le revis
l'année suivante, la guérison s'était soutenue ; à peine
avait-il éprouvé, pendant l'hiver, quelques faibles ressen-
timents de son ancienne affection ; ses forces, son teint,
sa nutrition, s'étaient maintenus dans l'état le plus satisfaisant. Il fit de nouveau usage des eaux avec son fils, qui
s'était bien porté depuis la saison précédente, sauf un léger
rhume contracté au printemps. Les phénomènes stéthoscopiques, constatés un an auparavant, avaient presque
complétement disparu ; et ils quittèrent l'un et l'autre
les Eaux–Bonnes dans l'état le plus satisfaisant.

B. *Préparations mercurielles.* — D'autres modificateurs
généraux ont été opposés à l'angine glanduleuse. Fidèle
aux traditions de la médecine anglo-saxonne, le docteur
Green emploie les mercuriaux conjointement avec la
cautérisation (1). Depuis longtemps déjà cette médication avait été préconisée dans certaines affections graves
du larynx. Dans une thèse soutenue en 1828, le docteur
Pravaz appelait l'attention sur ce point. Quelques faits
dont j'ai été témoin, l'analogie qui nous montre l'efficacité du mercure dans un certain nombre d'affections
herpétiques, me portent à penser que ce médicament
peut quelquefois prendre place, avec avantage, dans le
traitement de l'angine glanduleuse.

----

(1) Voici la formule du Dr Green :

Extrait de ciguë. . . . . : 2 gram.
Deutochlorure de mercure . . . . 0,20 centigr.

Pour 20 pilules. Il en fait prendre deux chaque jour.

C. *Préparations iodées*. — M. le professeur Trousseau
est le premier, je crois, qui ait employé les préparations
d'iode à l'intérieur dans les affections laryngées. Le docteur Green a souvent recours à l'iodure de potassium.
J'ai deux fois imité son exemple, et les résultats m'ont
paru avantageux ; l'expectoration est devenue plus facile ;
l'activité des fonctions nutritives a reçu une heureuse
impulsion ; mais je ne puis évidemment tirer aucune
conclusion d'un nombre de faits si restreint. Le médecin
américain est très affirmatif dans la confiance qu'il accorde à ce médicament (1). « Dans beaucoup de cas
d'angine glanduleuse soumis à mon observation, dit-il.
lorsque l'affection des glandules muqueuses était ancienne, j'ai constaté un état morbide d'autres organes
sécréteurs et du foie en particulier. » C'est sur cette
coïncidence, au moins très contestable, qu'il base l'indication des préparations iodées. Peu importent d'ailleurs
les motifs qui les lui ont fait prescrire, voici les effets
qu'il dit en avoir obtenus (2). « Peu de temps après en
avoir commencé l'usage, on observe presque constamment qu'une plus grande quantité de mucus visqueux est
fournie par les glandules altérées. Souvent les malades
se plaignent d'un mauvais goût, qu'ils attribuent à cette
sécrétion morbide ; et dans quelques cas l'irritation du
gosier est d'abord augmentée. Quelque temps après, la
sécrétion diminue, se rapproche davantage des conditions physiologiques, en même temps que l'état de la

(1) *Loc. cit.*, p. 267.
(2) *Loc. cit.*, p. 268.

membrane muqueuse s'améliore. Ordinairement l'action
de l'iode sur les organes digestifs n'est pas moins salu-
taire. »

Parmi les préparations iodées, le docteur Green pré-
fère l'iodure de potassium (2) à l'iode pur; il conseille
l'emploi simultané des deux, s'il existe une complication
scrofuleuse. J'ai cité son opinion *in extenso*, parce que
mes observations sur les effets de cette substance sont
d'accord avec les siennes, sous le rapport de la double
influence qu'elle exerce sur l'expectoration et sur les
organes digestifs.

D. *Chlorhydrate d'ammoniaque.* — Il est un autre
médicament qui, suivant le docteur Green, pourrait répondre à quelques-unes des indications qui se présentent
dans certaines formes de l'angine glanduleuse, c'est le
chlorhydrate d'ammoniaque. Les Allemands lui attribuent la propriété de modifier les sécrétions morbides
dans les maladies des membranes séreuses et muqueuses,
d'exciter les fonctions de la peau, d'activer la nutrition.
Le docteur Green l'a fréquemment employé, combiné
avec d'autres remèdes, dans l'angine glanduleuse compliquée d'inflammation subaiguë de la membrane respiratoire, surtout quand il existe une toux fatigante. Il
prescrit alors les pilules suivantes, qui lui ont paru très

____

(1) Il fait prendre trois fois par jour une cuillerée à café de la
solution :

     Iodure de potassium. . . . .   8 gram.
     Eau. . . , ... 125 —

efficaces pour calmer l'irritation et provoquer l'expectoration :

<pre>
Chlorhydrate d'ammoniaque. . . . . .   2 gram.
Poudre de scille   )
   — de digitale   } ââ. . . . .   1 —
Opium. . . . .   0,50 centig.
</pre>

Pour 30 pilules : en prendre trois par jour.

E. *Balsamiques*. — Les balsamiques jouissent d'une
efficacité incontestable dans les affections catarrhales,
quand les symptômes d'acuité sont apaisés ; ils inter-
viennent avec avantage pour modifier la membrane
muqueuse et tarir les sécrétions morbides. On connaît,
en outre, l'action topique des résines dans un certain
nombre de maladies herpétiques ; à ce double titre, ils
doivent trouver place dans le traitement de l'angine
glanduleuse ; et l'on se trouve très bien de faire alterner
avec l'usage de l'Eau-Bonne celui de l'eau de goudron ou
de la décoction de bourgeons de sapin, à la dose de deux
ou trois verres chaque jour, édulcorés avec du sirop de
Tolu.

F. *Stupéfiants*. — Nécessaires dans les formes aiguës,
les calmants deviennent des auxiliaires utiles du traitement, dans les angines glanduleuses chroniques, chez les
malades très irritables. Non-seulement l'opium modère
l'excitabilité de la muqueuse, mais il en diminue la sécrétion. Chez les sujets affectés de toux sèche, fréquente, je
me suis quelquefois bien trouvé de l'alcoolature d'aconit
à la dose de six à huit gouttes, répétée deux ou trois fois

par jour, pour calmer cette [sensation prurigineuse qui
provoque la toux. La jusquiame, le lactucarium, l'eau
de laurier-cerise, sont souvent prescrits dans le même
but. L'action si marquée de la belladone sur la muqueuse
pharyngienne me paraît, dans un grand nombre de
cas, en contre-indiquer l'emploi.

§ III. — Médication topique.

La guérison de l'angine glanduleuse, par le seul usage
des eaux sulfureuses, est un fait d'observation commune ;
cependant il est des cas où elles sont insuffisantes pour
amener la maladie à une solution complète. Il en est
même où elles restent inefficaces et où une autre médication obtient des résultats plus heureux. Je veux parler
de la *médication topique*. J'ai vu des malades guéris par
la cautérisation de la membrane muqueuse pharyngo-
laryngienne : il s'en trouvait parmi eux qui avaient pris
sans résultat les eaux sulfureuses. Mais dans le plus
grand nombre des cas, nous avons à constater des résultats inverses, et nous recevons souvent aux Eaux-Bonnes
des malades qui, après avoir subi inutilement des cautérisations, retirent les meilleurs effets du traitement
thermal.

Je regarde, comme incontestable, l'utilité de la médication topique chez un grand nombre de malades ; cependant je ne reconnais pas à ce moyen cette puissance
sans limite que lui accorde le docteur Green. La cautérisation, suivant lui, guérirait ordinairement, en quelques
semaines, des affections datant de plusieurs années ; em-

pêcherait le développement des tubercules pulmonaires ;
préviendrait, ou même ferait disparaître des engorge-
ments squirrheux ! ! !

Le docteur Hastings (1) raconte avoir vu des chanteurs
qui, non-seulement avaient guéri, mais avaient gagné
une ou deux notes après avoir été cautérisés. J'avoue
n'avoir pas été témoin de toutes ces merveilles. J'ai observé des cas d'aphonie, compliqués même d'ulcération
des cordes vocales (2), qui ont disparu, d'une manière
plus ou moins complète, après quelques cautérisations.
Quelques-uns ont été modifiés par une seule application. J'ai guéri ou atténué des angines glanduleuses, en
touchant le pharynx et le larynx avec une solution d'azotate d'argent ou avec de la teinture d'iode. Mais, en général, le traitement a été long, et plus d'une fois je l'ai
vu échouer.

M. Green, ainsi que nous l'avons dit, emploie concurremment avec les applications topiques, l'usage interne
du mercure ou de l'iodure de potassium; et, suivant toute
probabilité, cette médication interne doit être un puissant auxiliaire du traitement local (3).

Ainsi, en résumant ces données expérimentales, le
traitement topique suffit à la guérison dans un certain
nombre de cas; très souvent il améliore l'état du malade. J'ajouterai que je l'ai plusieurs fois associé avec

(1) *Loc. cit.*, p. 47.

(2) Voy. plus haut, p. 93.

(3) On trouvera à la fin de ce travail trois observations que j'ai empruntées à l'ouvrage du Dr Green, pour qu'on puisse bien apprécier sa
méthode et la valeur des faits qu'il rapporte.

beaucoup de succès au traitement sulfureux. Je crois cette association spécialement indiquée dans les cas où l'engorgement des glandules pharyngiennes est très considérable, où les granulations sont très anciennes et très dures, dans ceux également où l'altération de la voix est très prononcée.

Quelques médecins repoussent cette médication : je pourrais me contenter pour la défendre d'invoquer les résultats de l'expérience : mais comme cette opinion trouve un appui dans la répugnance des malades à subir un traitement désagréable, et dont ils ne connaissent pas toute l'innocuité, je réfuterai en quelques mots les objections qu'on y a opposées. On a dit : Si l'angine glanduleuse est d'origine herpétique, il faut la combattre exclusivement par des moyens qui s'adressent à la diathèse et négliger la manifestation qui en est une dépendance. Je ne comprends pas, je l'avoue, la portée de cette objection. Est-ce que dans les affections cutanées de racine herpétique on n'emploie pas des modificateurs locaux ? Est-ce que les bains sulfureux n'agissent pas dans ce sens ? Est-ce qu'un grand nombre de métrites granulées ne relèvent pas également de la diathèse dartreuse, et n'exigent pas des cautérisations pour être amenées à guérison ? Admettons, un moment, que nous possédions des spécifiques assez puissants pour atteindre le principe diathésique et pour l'annihiler ; certaines manifestations développées sous son influence pourraient lui survivre, ayant en quelque sorte acquis une existence morbide indépendante, ou ayant produit dans la trame organique des lésions qui ne peuvent céder qu'à des mo-

dificateurs directs. Les granulations' semblent avoir
particulièrement cette tendance : partout où elles se
développent, nous les voyons persister avec opiniâtreté.
Sur la conjonctive, sur l'utérus, on ne les fait guère disparaître qu'en les attaquant par des caustiques. J'ai entendu un médecin, qui exerce dans une localité thermale,
rejeter l'emploi des topiques, sous prétexte qu'un grand
nombre de malades arrivaient aux eaux après avoir été
soumis à des cautérisations. Eh! sans doute, les malades
qui ont guéri par de simples applications caustiques
n'entreprendront pas sans nécessité le voyage des Pyrénées ; on n'y voit que les insuccès de la cautérisation ; et
l'objection à laquelle je fais allusion me paraît tomber
devant cette simple réflexion.

A. *Topiques pulvérulents. — Insufflations.* — Arétée,
comme nous l'avons vu, avait déjà préconisé la médication topique dans l'angine maligne. Il insufflait de la
poudre d'alun dans le larynx à l'aide d'un roseau.
M. Bretonneau, remettant cette pratique en honneur, se
servait d'un tube de bois, renflé à la moitié de sa longueur et divisé par un diaphragme de gaze (1). MM. Trousseau et Belloc simplifièrent ce procédé en substituant à
cet appareil, incommode par son volume, un simple tube
de verre, ayant 5 millimètres de diamètre intérieur et 24
à 30 centimètres de longueur. Après avoir placé dans
une de ses extrémités 15 à 20 centigrammes de la poudre
à insuffler, ils introduisent l'autre extrémité dans la
bouche, aussi profondément que possible.

---

(1) **MM. Trousseau et Belloc,** *loc. cit.*, p. 34 .

« Le malade ferme la bouche après avoir fait une
» profonde expiration; puis, par une secousse brusque
» du diaphragme, il fait rapidement une inspiration.
» La colonne d'air, en traversant le tube, entraîne la
» poudre, qui se divise et arrive ainsi dans le pharynx;
» mais une partie, entraînée par ce courant d'air, pé-
» nètre dans le larynx et dans la première partie de la
» trachée-artère. On est averti que la poudre s'est intro-
» duite dans le larynx par quelques secousses de toux
» que le malade doit réprimer autant que possible, afin
» de conserver les médicaments en contact avec le tissu
» affecté. Ces inspirations sont répétées plus ou moins
» souvent chaque jour, suivant l'état du larynx, la nature
» de la poudre et la manière dont elle est supportée. »

Les poudres dont MM. Trousseau et Belloc font usage
dans la laryngite non ulcéreuse sont : le sucre, le sous-
nitrate de bismuth, l'acétate de plomb, l'alun, le sulfate
de zinc et de cuivre, l'azotate d'argent surtout.

Je me suis servi plusieurs fois du calomel et de l'alun
porphyrisé (1) dans les pharyngo-laryngites. Je les mêle
ordinairement, en proportions variables, suivant l'effet
que je veux produire, avec du sucre ou de la gomme en
poudre. Au lieu d'un tube de verre, qui offre quelques
inconvénients à cause de sa fragilité, et surtout de sa
rigidité, je me sers d'un tube de caoutchouc vulcanisé, à
parois assez épaisses pour qu'elles se maintiennent béan-
tes. Sa flexibilité lui permet de se courber sur la base de la
langue. Si je désire même lui donner une inflexion plus

______

(1) Je regarde la porphyrisation comme une condition importante
dans toutes les applications topiques de l'alun.

prononcée, pour le faire pénétrer plus profondément, j'y introduis une virole de maillechort, à laquelle est soudée une petite tige aplatie du même métal, qui suit la paroi inférieure du tube, et, par la courbure que je lui donne, en détermine la direction. Cette espèce de mandrin s'arrête à 2 centimètres environ de l'extrémité du tube pour lui laisser toute sa souplesse. Je me suis quelquefois servi du procédé ingénieux de MM. Trousseau et Belloc pour faire pénétrer la poudre dans le larynx; mais le plus souvent, et surtout dans le cas où je veux étendre son action sur toute la surface du pharynx, je l'insuffle en ajustant dans la virole l'extrémité d'un petit soufflet de caoutchouc.

J'ai plus rarement pratiqué les insufflations que les cautérisations. J'en ai observé des effets très remarquables et très rapides dans certaines affections pharyngo-laryngiennes, plutôt, il est vrai, érythémateuses que glanduleuses. En voyant l'action si puissante des topiques mercuriaux dans un grand nombre d'affections herpétiques, il est permis de penser que les insufflations de calomel pourraient être utiles dans l'angine glanduleuse. Le fait que j'ai rapporté plus haut (1), sans autoriser aucune conclusion, puisqu'il existait une complication syphilitique, peut cependant encourager à en faire l'essai.

B. *Topiques liquides. — Cautérisations.* — Il est beaucoup plus facile de limiter l'action des médicaments liquides sur la partie malade; aussi c'est principalement

____

(1) Voyez la note de la page 33.

sous cette forme que les topiques sont actuellement mis
en usage dans l’affection qui nous occupe. M. le professeur Trousseau, véritable créateur de cette méthode,
s’est servi, dans ces applications, des solutions de sulfate
de cuivre, de nitrate acide de mercure, de nitrate d’argent. La dernière est à peu près la seule usitée aujour-
d’hui. J’avais fait quelques essais, il y a huit ans, avec
une solution d’iodure de potassium; j’y ai substitué depuis la teinture d’iode employée par un grand nombre
de médecins.

La solution d’azotate d’argent est plus ou moins concentrée suivant l’effet qu’on veut produire. D’après les
formules de M. le professeur Trousseau, la proportion
est d’une partie d’azotate pour deux ou quatre parties
d’eau. Celle dont le docteur Green fait usage est un peu
plus faible. Ce médecin attache une grande importance
à la pureté du sel, et veut qu’on se serve exclusivement
d’azotate d’argent cristallisé. J’emploie, en général, pour
commencer, une solution au dixième seulement, pour
tâter la sensibilité des parties et ne pas produire d’emblée une trop vive irritation. J’arrive ensuite à des préparations plus énergiques, si les premières n’ont pas
amené une modification suffisante. Quelques médecins
pratiquent ces cautérisations avec le nitrate d’argent
fondu : mais, outre le danger que courrait le malade, si le
crayon caustique venait à se briser, on ne peut, avec cet
instrument, atteindre le larynx, qui participe presque toujours à l’affection de la muqueuse pharyngienne. D’ailleurs, en saturant la solution, on peut lui donner une
puissance caustique égale à celle de la pierre infernale.

L'instrument qui sert aux applications de caustiques liquides est de l'invention de M. le professeur Trousseau: c'est une tige de baleine courbée à angle de 80 degrés, et terminée par une petite éponge solidement attachée à son extrémité; des coches ou des trous y sont pratiqués pour fixer le fil qui sert à maintenir cette éponge. J'emprunte à l'ouvrage de MM. Trousseau et Belloc (page 318) la description du procédé opératoire :

« Après avoir abaissé la langue, on introduit le porte-
» caustique; dès que l'on a dépassé l'isthme du gosier,
» il s'opère un mouvement de déglutition qui porte le
» larynx en haut; on saisit ce moment pour ramener en
» avant l'éponge, qui, dans le premier temps de l'opé-
» ration, avait été enfoncée jusqu'à l'entrée de l'œso-
» phage : par cette manœuvre, on revient sur l'entrée
» du larynx en relevant l'épiglotte, et il est facile, en
» appuyant, d'exprimer la solution dans le larynx. »

Il survient alors des quintes de toux, des efforts de vomissement; ou si le liquide a pénétré entre les lèvres de la glotte, ce sont quelquefois des spasmes violents avec suspension des mouvements respiratoires, turgescence de la face, apparence de suffocation.

Ces phénomènes sont, du reste, de très courte durée, et d'autant moins prononcés, en général, que l'opération a été pratiquée un plus grand nombre de fois. J'ai vu cependant quelques malades chez lesquels l'excitabilité de la muqueuse restait toujours aussi vive après un certain nombre de cautérisations. Cette opération laisse un goût amer, styptique, quelquefois une sensation de constriction et de chaleur douloureuse qui peuvent persister pendant plusieurs heures. Malgré les assertions du docteur Green, je crois que l'instrument pénètre très rarement dans la cavité du larynx; la contraction de la glotte doit y mettre presque toujours obstacle; quelquefois même le pharynx se contracte si énergiquement qu'on ne peut faire arriver l'éponge jusqu'au larynx, à la première tentative.

Autant que possible, ces cautérisations ne doivent pas être pratiquées après les repas, dans la crainte de provoquer des vomissements. Les malades doivent garder le silence et éviter avec soin l'impression du froid après cette opération. J'en ai observé qui, faute de s'être soumis à ces mesures de prudence, non-seulement n'ont obtenu aucune amélioration, mais ont vu leur affection s'aggraver passagèrement.

Ces applications caustiques sont d'abord répétées tous les deux ou trois jours; on les pratique ensuite à des intervalles plus éloignés, lorsqu'on a obtenu une modification notable de la lésion. Il convient encore de les distancer lorsque l'excitation qu'elles produisent est trop vive, ou lorsqu'on a employé une solution très concentrée.

Le nombre de ces opérations ne peut pas être déterminé d'avance. J'ai vu des malades aphones qui recouvraient la voix après quelques cautérisations, et d'autres qui, après en avoir subi vingt ou trente, dans des cas quelquefois moins graves en apparence, n'avaient encore obtenu qu'un résultat fort incomplet.

Quand les glandules de la partie postérieure des fosses nasales participent à la maladie, constituant cette com-

plication que j'ai décrite sous le nom de *coryza postérieur*, le docteur Green conseille de porter le liquide
caustique derrière le voile du palais, jusque dans les
cavités olfactives. Il se sert, pour cette opération, d'une
petite tige de baleine munie d'une éponge, et courbée à
angle droit à un pouce et demi de son extrémité.

L'application de la teinture d'iode se fait de la même
manière et produit des effets analogues. Quand il veut
limiter ces applications au pharynx, M. le professeur
Trousseau se sert souvent d'un gros pinceau à aquarelle.

J'ai déjà parlé du procédé de M. Cusack et de M. le
docteur Gendrin. Le docteur Henri Gueneau de Mussy
m'a dit s'être servi avec avantage d'acide azotique dilué
dans des cas qui n'avaient pas été modifiés par le nitrate
d'argent.

M. le professeur Chomel, qui regarde l'affection du
pharynx comme l'élément principal de la maladie, se
contente d'appliquer le caustique sur cette région, et il
a obtenu des guérisons par cette méthode. Ces résultats
doivent-ils faire rejeter l'opinion que j'ai soutenue sur
la participation habituelle du larynx à l'affection glanduleuse? Je ne le crois pas. Suivant l'ingénieuse remarque de M. le professeur Trousseau, la guérison,
comme la maladie, semble quelquefois se propager par
continuité : l'état morbide d'un organe ou d'une portion
d'organe est une condition de trouble et une menace
pour les tissus voisins. Les troubles de circulation,
d'innervation, de nutrition dans la partie affectée,
tendent à retentir au delà de ses limites; de plus, les
produits mêmes du travail morbide peuvent contribuer

à sa propagation. Ainsi , dans leur migration vers l'extérieur, le pus ou le mucus irritent les tissus avec lesquels ils se trouvent en contact, et concourent à étendre, au delà de son foyer primitif, l'inflammation qui leur a donné naissance. Rétablir une partie malade dans ses conditions normales et l'y maintenir par un traitement convenable, c'est donc placer les tissus voisins dans des conditions favorables à la guérison; c'est les soustraire à une cause de maladie; et si la médication curative a atteint le siége primitif du mal, le point sur lequel la cause morbifique exerçait spécialement son action, en un mot, le centre d'irradiation du travail morbide , il est rationnel d'espérer que les parties secondairement affectées pourront marcher spontanément vers la guérison.

M. le professeur Trousseau dit avoir observé de bons effets des cautérisations du pharynx, même dans des cas où le larynx paraissait, sinon exclusivement, du moins spécialement affecté; il se demande (page 379) s'il ne faut pas voir dans cette action thérapeutique un phénomène de dérivation ; si le topique irritant n'agit point alors en centralisant, vers le point touché, la fluxion inflammatoire. Il est possible que cette explication s'applique à quelques cas. Quoi qu'il en soit, je crois que, dans le plus grand nombre, pour obtenir un résultat satisfaisant, il convient de porter le modificateur sur toute l'étendue de la surface malade, et de ne pas se confier à ces effets de contiguïté qui sont loin d'être constants.

Les remarques précédentes s'appliquent aux gargarismes, qui n'agissent en général que sur les parois buccales et sur l'isthme du gosier, mais qui ont cependant réussi quelquefois. Peut-être doit-on attribuer à ceux qui renferment un principe volatil une action plus étendue. Ainsi, je me suis bien trouvé de l'usage persévérant des gargarismes iodés, répétés pendant huit ou dix jours chaque mois, et alternés avec l'usage interne de l'Eau-Bonne. Il faut se rappeler, d'ailleurs, que la voûte palatine, les amygdales, le voile du palais et les piliers participent le plus souvent à l'affection glanduleuse; et cette circonstance devient une indication de l'emploi des gargarismes. Les injections nasales dont j'ai parlé en traitant de là médication sulfureuse, et qui peuvent être pratiquées avec tout autre liquide médicamenteux, seront surtout utiles dans le cas où la maladie a envahi la partie supérieure du pharynx et l'arrière-cavité des fosses nasales; bien plus encore, si c'est par ces régions qu'elle a débuté.

C. *Topiques gazeux.* — *Inhalations.* — Je ne m'étendrai pas longuement sur les différentes espèces de fumigations ou d'inhalations qui peuvent être mises en usage dans l'affection qui nous occupe. Les inhalations émollientes ne sont indiquées que dans les cas où il existe une vive irritation et une inflammation aiguë de la membrane pharyngo-laryngienne; on se sert ordinairement de la vapeur d'eau chargée de principes émollients ou narcotiques, quelquefois d'eau coupée avec du lait. J'ai vu des personnes se coucher dans une atmosphère remplie de la vapeur de cire jaune tenue en ébullition, et affirmer qu'elles en éprouvaient un très grand soulagement. Le célèbre physicien Ampère m'a dit s'être plusieurs fois guéri par ce moyen de catarrhes opiniâtres.

D'autres fois, la vapeur aqueuse sert de véhicule à des principes médicamenteux, chlorurés, sulfureux, iodés, balsamiques (1).

Les fumigations sèches s'obtiennent par la combustion de certaines substances, comme la jusquiame, le datura, etc. La fumée qu'on aspire entraîne avec elle une

______

(1) On a imaginé de nombreux appareils pour faire ces inhalations : celui de M. Chevalier me paraît un des plus simples et des plus commodes. Il est constitué par un vase de fer-blanc, concave à son fond, fermé par un couvercle conique que surmonte un tube coudé, et terminé par un bec pointu. Ce vase est divisé en deux cavités par une sorte de capsule de fer-blanc percée de trous nombreux et qui forme cloison. Dans la cavité inférieure on verse le liquide médicamenteux ; on peut mettre dans la capsule des fleurs ou d'autres substances pouvant abandonner à la vapeur qui les traverse quelques-uns de leurs principes. L'appareil est placé au-dessus d'une lampe à alcool dont la flamme pénètre dans la concavité de son fond. Il se produit rapidement un jet de vapeur qu'on place à quelque distance de la bouche du malade.

Un autre appareil que j'ai vu employer avec avantage a été imaginé, je crois, par un médecin de Lyon ; il est destiné à conduire directement dans la poitrine, et avec une force que le malade peut régler à son gré, la vapeur médicamenteuse, mêlée à une certaine quantité d'air. Il consiste en un tube de fer-blanc, long d'un mètre environ, ouvert par ses deux extrémités, à l'une desquelles s'ajuste un embout de verre de 8 à 10 centimètres de longueur, destiné à être placé dans la bouche. A 15 ou 20 centimètres de l'autre extrémité vient se souder obliquement un autre tube qui se termine en pomme d'arrosoir ; cette pomme d'arrosoir fait couvercle d'un vase de fer-blanc placé, comme le précédent, sur une lampe à esprit-de-vin. On met dans ce vase le liquide médicamenteux, et la vapeur arrive dans la poitrine, mêlée à un courant d'air qui pénètre par l'extrémité inférieure du tube de fer-blanc.

huile empyreumatique âcre et irritante, dont les inconvénients ne me paraissent pas toujours compensés par
les avantages qu'on peut attendre du principe narcotique
qui s'y trouve mêlé. Si elles conviennent dans certaines
affections spasmodiques des organes respiratoires, elles
me semblent devoir être proscrites dans l'angine granuleuse.

J'ai parlé plus haut de l'usage interne du goudron.
Les malades se trouvent généralement bien de mettre
cette substance en évaporation spontanée dans la
chambre qu'ils habitent.

M. le professeur Trousseau a préconisé, dans certaines
affections chroniques du larynx, l'usage de cigarettes
fabriquées avec du papier non collé, préalablement
trempé dans une solution d'acide arsénieux. On conçoit
que cette médication trouve une application utile dans
certaines formes d'angine glanduleuse, dont l'élément
herpétique peut être avantageusement modifié par les
préparations arsenicales.

Dans l'emploi des inhalations et des fumigations, il
faut, comme le fait remarquer le même professeur, se
rappeler que leur action n'est pas bornée au larynx;
qu'elles se trouvent en contact avec la membrane muqueuse du poumon, et qu'on doit, par conséquent, employer exclusivement celles qui ne peuvent exercer sur
cet organe aucune influence fâcheuse (1).

(1) *Loc. cit.*, p. 316.

§ IV. — Moyens accessoires.

1° *Révulsifs*. — Dans la forme aiguë ou dans les paroxysmes qui se présentent avec ce caractère, les révulsifs sont indiqués. J'ai, dans ces conditions, observé de bons effets des vésicatoires et des frictions d'huile de croton, appliqués sur la région sternale ou cervicale. Il n'en est pas de même dans la forme chronique. J'ai vu des malades qui avaient été tourmentés par de nombreux vésicatoires sans éprouver aucune amélioration sensible. Les cautères, les vésicatoires permanents sont préférables alors aux révulsifs, qui n'agissent que temporairement. L'indication de ces moyens ne se présente, du reste, que dans les cas graves ; elle deviendrait évidente si l'angine glanduleuse avait remplacé une affection herpétique de la peau.

Le docteur Green paraît donner la préférence aux frictions avec une pommade émétisée (1) ; il les fait répéter deux fois par jour jusqu'à ce que l'éruption paraisse, et il les réitère ensuite tous les deux jours. Ce moyen énergique, mais douloureux, ne doit être manié qu'avec prudence ; les malades doués d'une grande excitabilité nerveuse ne le supportent que difficilement ; chez les sujets lymphatiques ou scrofuleux, les frictions émétisées, suivant la remarque de Hallé (2), peuvent pro-

(1) Voici sa formule :

Émétique.	8	gram.
Camphre.	2	—
Cérat.	30	

(2) Dupuytren citait dans ses cliniques cette observation de Hallé, et l'appuyait de son expérience personnelle.

duire des ulcérations très douloureuses, d'une guérison difficile, et des cicatrices difformes. J'ai vu une fois, à la suite de quelques frictions, se développer des ulcères qui avaient plusieurs centimètres de diamètre, et qui persistèrent pendant un temps fort long (1).

2° *Excision de la luette.* — Avant d'attaquer l'affection de la membrane muqueuse pharyngo-laryngienne, il faut examiner s'il n'existe pas dans la bouche quelque foyer d'irritation qu'il faille éteindre, sous peine de voir demeurer infructueux tous les efforts de la thérapeutique : ainsi, l'excision de la luette et des amygdales, l'avulsion d'une dent cariée (2), sont quelquefois des préliminaires indispensables du traitement de l'angine glanduleuse.

Si la luette présente des dimensions très considérables, il est presque toujours nécessaire d'en retrancher l'extrémité. J'ai inutilement essayé de réduire son volume par des cautérisations énergiques et répétées. Le docteur Green recommande, quand on pratique cette opération, de n'enlever que la portion de la muqueuse qui dépasse les muscles staphylins. Il est des cas où tous les tissus de l'organe ont subi une hypertrophie telle qu'il faut comprendre dans la section une partie de ces muscles. Je pense, du reste, avec cet auteur, qu'il est utile de ne point exciser la luette dans sa totalité. On doit éviter également d'attirer en bas la muqueuse,

(1) Dans les mêmes conditions, l'huile de croton détermine assez souvent une hypertrophie des glandules de la peau, qui font saillie à sa surface, sous forme de papules blanches.

(2) MM. Trousseau et Belloc, *loc. cit.*, p. 376.

avant d'en pratiquer l'excision ; elle céderait à cette traction, et après sa section, les muscles staphylins se trouveraient à nu dans une grande étendue, ce qui rend les suites de l'opération plus douloureuses et retarde la cicatrisation.

Tels sont les principaux moyens de traitement qui ont été mis en usage dans l'angine glanduleuse. La médication sulfureuse seule ou combinée avec les cautérisations me paraît être celle qui compte le plus de succès. Dans les cas rebelles, il peut être utile de recourir à ces modificateurs généraux, administrés peut-être avec trop de prodigalité par nos voisins d'outre-mer, et trop négligés parmi nous.

Les modificateurs hygiéniques, qui ont été un puissant auxiliaire des agents thérapeutiques pour arriver à la guérison, sont nécessaires pour la consolider : dans les cas graves et invétérés, le séjour dans le Midi, pendant un ou deux hivers, en éloignant le malade des conditions atmosphériques qui disposent aux affections catarrhales des voies respiratoires, sont un puissant moyen de prévenir les rechutes. On parvient ainsi à rompre cette sorte d'habitude qui, naissant de la répétition des actes morbides, établit dans l'économie une disposition plus grande à leur retour et une sensibilité plus vive à l'impression des causes qui peuvent les provoquer.

Il est un autre moyen que je crois plus efficace encore, mais qui demande à être manié avec prudence, ce sont les lotions froides. Lorsque les symptômes de l'angine glanduleuse ont disparu, ou bien dans les entr'actes de ces crises, qui souvent précèdent la forme

continue; lorsque l'âge et les forces du malade donnent
le droit de compter sur une réaction énergique après
l'impression du froid, ce moyen est le plus puissant que
je connaisse pour éteindre cette susceptibilité qui cause
tant de troubles fonctionnels, et spécialement tant de
maladies des organes respiratoires. C'est, en général,
pendant l'été qu'il faut en commencer l'usage. Ces lotions doivent être très courtes et très rapides, et suivies
de frictions faites, en partie du moins, par le malade
lui-même, pour qu'il développe de la chaleur en ac-
complissant des mouvements énergiques. J'ai vu un
malade guérir par l'usage de ces lotions après avoir inutilement tenté beaucoup d'autres remèdes. Cependant,
je le répète, ce n'est pas comme moyen curatif que je
les conseille, mais plutôt comme prophylactique.

Il en est des angines glanduleuses comme de toutes
les affections de racine herpétique : on en rencontre
dans lesquelles les traitements les plus méthodiques n'obtiennent qu'un soulagement incomplet ou une rémission
passagère. Il en est quelques-unes qui, après avoir résisté
pendant des mois et des années, cèdent enfin, sans qu'on
puisse toujours déterminer les conditions qui ont amené
cet heureux résultat. Dans la grande majorité des cas,
surtout si le malade est placé dans un milieu hygiénique
favorable, il guérit, mais souvent il conserve une susceptibilité qui l'expose aux rechutes. S'il doit sa guérison
au traitement thermal, et si son affection avait été de
longue durée, il est utile qu'il revienne à ce traitement
après son rétablissement pour en assurer la consoli-
dation.

Ainsi que nous l'avons dit, la guérison est beaucoup plus difficile quand l'angine glanduleuse complique une affection pulmonaire chronique. L'état général de l'organisme qui accompagne ces maladies, l'irritation produite sur la muqueuse du larynx et du pharynx par le passage des sécrétions morbides qui viennent des poumons, provoquent et entretiennent le développement des granulations glanduleuses, et rendent le plus souvent infructueux tous les efforts du médecin, surtout à une période avancée de ces affections. Cet obstacle cependant n'est point absolu, et même dans ces conditions on doit tenter une médication qui peut soulager le malade, et qui, dans tous les cas, n'offre aucun inconvénient (1).

Je vais maintenant rapporter quelques observations. Il m'eût été facile d'en produire un très grand nombre, puisqu'en une seule année j'en ai réuni soixante-dix. J'ai choisi celles qui m'ont paru offrir le plus d'intérêt. La plupart ont été rédigées sur des notes qui m'ont été remises par les malades eux-mêmes, complétées par celles que j'avais moi-même recueillies.

(1) Cependant je suis loin de partager la confiance du Dr Green qui, lorsque l'angine glanduleuse a précédé la tuberculisation, aurait souvent vu (*not in few instances*) les symptômes pulmonaires disparaître après la guérison de la première affection.

OBSERVATIONS.

Première observation. — *Manifestations herpétiques.* — *Attaques de laryngite.* — *État granuleux du pharynx.* — *Guérison par les Eaux-Bonnes.*

M. P... est âgé de trente-trois ans; sans être robuste, sa constitution est bonne. Jusqu'à ces dernières années, sa santé était habituellement satisfaisante à condition qu'il suivît un régime parfaitement régulier. Ainsi, il supportait difficilement les veilles, les excès de table, l'usage des boissons alcooliques, les fatigues de tout genre. Vers sa cinquième année il contracta la gale. Il y a trois ou quatre ans, il eut derrière l'oreille gauche une *éruption eczémateuse* qui dura une quinzaine de jours. Ses fonctions digestives s'accomplissent ordinairement d'une manière régulière : seulement, après avoir fait usage d'une alimentation très animalisée, et presque exclusivement composée de viandes noires, pendant les dix années qui s'écoulèrent de 1844 à 1854, il devint sujet à la constipation; des hémorrhoïdes se développèrent et fluèrent par intervalles; depuis lors il a apporté quelque modification à son régime, et ces accidents ont à peu près disparu.

M. P... n'a jamais souffert d'ophthalmies aiguës; mais depuis cinq à six ans ses conjonctives palpébrales sont presque constamment injectées. Ce phénomène s'exaspère dans les saisons humides et par les temps de brouillard; alors la conjonctive oculaire participe à l'injection. Les paupières, le matin, sont chassieuses et légèrement infiltrées; on n'y observe pas de granulations bien prononcées.

M. P... est assez souvent affecté, pendant l'hiver, de légères angines pharyngiennes avec gonflement des amygdales et surtout de l'amygdale gauche. Elles sont accompagnées de bourdonnements d'oreille plus prononcés du côté gauche. Ces indispositions durent trois ou quatre jours et disparaissent sans qu'il lui soit nécessaire de se soumettre à aucun traitement, ni même à aucune précaution hygiénique. Elles ont cela de particulier qu'elles sont toujours précédées d'une inflammation légère de la membrane muqueuse qui tapisse l'ouverture postérieure des fosses nasales et la face supérieure du voile du palais. Cette inflammation se traduit par des picotements, par de la gêne dans la respiration, par une sécheresse de la gorge, bientôt suivie, après vingt-quatre ou trente-six heures, d'une sensation d'*obstruction*. C'est ainsi que le malade la définit. Elle est due à l'accumulation, dans l'arrière-cavité des fosses nasales, de mucosités épaisses, transparentes, gluantes et plastiques, qu'il est obligé d'amener dans le pharynx par un effort d'inspiration, pour les expulser ensuite par la bouche. Le voile du palais et toute la muqueuse pharyngienne offrent alors une rougeur vive, sur laquelle se dessinent des arborisations vasculaires. Souvent cette inflammation naso-pharyngienne n'a d'autre cause occasionnelle que l'état hygrométrique de l'atmosphère; quelquefois le malade peut l'attribuer à un refroidissement des pieds, et surtout à l'impression d'un courant d'air venant frapper sur la tête en sueur.

Au mois d'octobre 1833, le malade ressentit des douleurs rhumatismales vagues dans les muscles de l'épaule
gauche, du bras (deltoïde et biceps principalement), de
la cuisse droite (triceps fémoral et droit antérieur). Sept
ou huit jours après, par suite de l'impression d'un air
froid et humide sur l'avant-bras droit, se déclara une
arthrite huméro-cubitale d'une grande violence. Quarante sangsues procurèrent un soulagement instantané ;
la guérison fut prompte. Depuis lors, M. P... s'astrei-
gnit à porter des gilets de flanelle, et le rhumatisme n'a
pas reparu.

Du mois de mars au mois de juin 1853, il éprouva
trois accès de colique néphrétique, ayant leur siége
dans le rein gauche ; leur durée fut courte, mais l'acuité
des douleurs fut extrême. Trois jours après le dernier
accès, il rendit un petit calcul d'acide urique. Depuis
lors, aucun dépôt de sable urique ne s'est montré dans
les urines.

A la suite d'une épidémie de grippe en 1845 ou 1846,
M. P... fut affecté d'une laryngite, qui dura trois semaines environ, et ne céda qu'au repos de l'organe malade pendant sept à huit jours. Elle était caractérisée par
des picotements et une légère douleur au niveau du larynx, et par un raclement expirateur (*hem*) souvent répété, comme pour chasser de cet organe quelque chose
qui l'obstruait. Cependant l'expectoration était nulle ; il
n'y avait pas de toux quand le malade gardait le silence ;
pendant la nuit il ne toussait pas une seule fois. Mais,
aussitôt qu'il parlait, il était pris d'une quinte de toux
sèche, presque spasmodique, qui le fatiguait beaucoup.

Les autres symptômes, les picotements, la douleur, s'aggravaient en même temps.

A cette époque le malade, se consacrant avec ardeur à l'étude de l'histoire naturelle, passait une partie de ses journées au milieu des amphithéâtres d'anatomie, et il avait remarqué, les années précédentes, qu'au mois de novembre, quand il recommençait les travaux de ce genre, il était pris d'une angine pharyngée qui disparaissait après cinq à six jours de durée.

Pendant les cinq derniers mois de 1852, M. P... s'était livré à un travail excessif, passant une partie de ses journées dans les salles de dissection, prolongeant ses veilles studieuses, et prenant chaque jour, pour stimuler son activité cérébrale, deux et trois tasses de café noir.

Depuis quatre mois il se reposait de ces fatigues et avait renoncé à ce régime excitant, lorsqu'au mois d'avril 1853, il subit une seconde atteinte de laryngite, dont il ne fut délivré qu'au mois d'août. Il faut signaler une circonstance qui put contribuer à son développement : le malade, sujet, même en hiver, à une transpiration habituelle des pieds, les avait plusieurs fois lavés à l'eau froide dès les premières chaleurs du printemps; cette transpiration fut suspendue, et la peau resta sèche pendant toute la durée de l'affection laryngée.

La maladie présenta exactement les mêmes symptômes qu'en 1846; elle débuta, comme ces angines fugaces dont il a été question, par la partie postérieure des fosses nasales, par la face supérieure du voile du palais et par le pharynx, pour se fixer sur le larynx.

Deux applications de sangsues à l'anus, un vomitif, des laxatifs, des boissons pectorales, des gargarismes, d'abord émollients, puis astringents, etc., furent successivement mis en usage sans amener aucune amélioration. Vers le mois de juin, au contraire, la douleur, le picotement, la sensation de constriction laryngienne acquirent plus d'intensité; la toux devint plus fréquente, mais toujours sans expectoration. Bien que l'appétit se soutînt et que les fonctions digestives s'accomplissent d'une manière normale, le malade maigrissait; son teint avait pâli; cependant il n'avait pas interrompu ses occupations.

Préoccupé de la résistance du mal, il se disposait à se rendre aux Eaux-Bonnes, lorsqu'il fut appelé par ses affaires dans un établissement de bains de mer. Profitant de la circonstance, remarquant que l'air de la mer et les premiers bains ne lui étaient pas défavorables, il se livra tout entier à la vie de baigneur, prenant deux bains par jour, faisant des courses sur le rivage, suivant un régime alimentaire très tonique, et même très excitant, buvant du café, fumant chaque jour deux ou trois cigares, habitude à laquelle il avait complétement renoncé depuis le début de la maladie.

Dès les premiers jours, les picotements laryngiens et la toux avaient complétement cessé. Après douze jours passés dans ces conditions, M. P. put reprendre sa vie habituelle; sa santé générale s'était notablement améliorée; et, à part quelques accidents pendant l'épidémie cholérique de 1854, et quelques attaques éphémères d'angine naso-pharyngienne, il se trouva complétement guéri. Dès les premiers bains de mer, la transpiration des pieds s'était rétablie.

Au mois de mars 1855, M. P... fut atteint pour la troisième fois d'une laryngite, ou plutôt d'une pharyngo-laryngite. Voici les circonstances qui l'ont précédée : Au commencement de ce mois, peut-être dix ou quinze jours avant le début de cette maladie, il avait pris l'habitude d'éponger ses pieds avec de l'eau froide ; il ne l'avait pas fait l'année précédente, redoutant les accidents qui, en 1853, avaient succédé à cette pratique ; mais il espé-rait les éviter en exprimant fortement l'éponge avant de s'en servir, de manière qu'elle fût simplement hu-mide. A peu près à la même époque, il se découvrit, en dormant, la tête et les épaules, et s'éveilla saisi par le froid. Dès le lendemain, il éprouva de la roideur et de la gêne dans les muscles des épaules et du cou, prin-cipalement à la nuque ; deux jours après, il sentit des picotements, de la chaleur vers l'ouverture postérieure des fosses nasales et la face supérieure du voile du pa-lais. Le lendemain, le voile palatin et les piliers, toute la muqueuse pharyngienne étaient très rouges, les amygdales un peu tuméfiées. La déglutition, sans être douloureuse, était accompagnée de gêne et de fatigue. Ce n'était pas le contact du liquide ou du bol alimen-taire, c'était la contraction musculaire qui provoquait ces sensations. Il y avait de l'embarras, de la roideur dans les muscles du pharynx, comme il y en avait eu dans les muscles des épaules et de la nuque.

Cette inflammation, au lieu de céder, comme cela arrivait ordinairement, se propagea au larynx, marquée d'abord par de légers picotements, de la chaleur et de la constriction au niveau de cet organe. A ces signes M. P... reconnut le début de sa laryngite : c'étaient les mêmes symptômes qu'il avait déjà deux fois éprouvés. Bientôt ils prirent plus d'intensité; la gêne de la respiration était plus grande qu'en 1853 ; le passage de l'air sur les parois du larynx, pendant l'inspiration et l'expiration, y éveillait une sensation anormale. Il lui semblait que les dimensions de l'ouverture n'étaient plus en rapport avec le volume de la colonne d'air qui la traversait. Chaque fois qu'il parlait, il était obligé de tousser; pour peu que la conversation se prolongeât, les picotements devenaient insupportables, et de violentes quintes de toux éclataient. Deux fois par jour, vers onze heures du matin et vers sept heures du soir, il y avait comme un redoublement; la sensation de constriction devenait alors très prononcée ; le besoin de *hemmer* se faisait sentir, même sans être provoqué par l'exercice de la parole. Bientôt même des accès de toux, qui duraient quelquefois plusieurs minutes, remplacèrent le *hem*. L'exacerbation du soir était beaucoup plus accentuée que celle du matin; un changement dans l'heure des repas n'amena aucune modification, ni dans son intensité, ni dans l'époque de son retour.

A ces symptômes se joignirent des bourdonnements dans l'oreille gauche, et même un léger affaiblissement de l'ouïe de ce côté ; la gêne et la rougeur pharyngienne persistèrent; le malade expectorait des mucosités fluides, glaireuses, sans caractère; et il éprouvait le besoin fréquent de ramener dans la bouche, à l'aide d'une sorte de reniflement pharyngien, les matières sécrétées par la partie postérieure des narines. D'ailleurs, les fonctions digestives étaient intactes, et il y avait absence complète de fièvre.

Des bains de pieds sinapisés, des sinapismes, de la farine de moutarde dans les chaussures, remplacée par un mélange de chlorhydrate d'ammoniaque et de chaux, pour ramener la transpiration des pieds qui s'était supprimée; des boissons pectorales chaudes, un régime doux, une vie très régulière, n'avaient, après un mois, amené aucun soulagement. M. P..., il est vrai, n'avait pas interrompu ses travaux professionnels.

Vers le milieu du mois de juin, les accidents, qui avaient lentement, mais progressivement augmenté, devinrent très pénibles. Le redoublement du soir se prolongeait dans la nuit. Souvent M. P... était éveillé par une sorte de suffocation, comme si le larynx était obstrué. Une toux violente, accompagnée d'efforts de vomissements, ayant quelque ressemblance avec la toux de la coqueluche, amenait l'expectoration de quelques mucosités claires et visqueuses. Un gargarisme alumineux, quelquefois l'eau froide, calmaient un peu ces accès; mais un mélange d'eau d'orge et de lait un peu chaud, soit en gargarisme, soit en boisson, était le moyen qui procurait le plus de soulagement. Une de ces crises ne dura pas moins de quatre heures; de minuit et demi à quatre heures et demie, la toux fut continue. Le pharynx était toujours rouge, les amygdales toujours gonflées; le bourdonnement de l'oreille gauche n'avait pas cessé.

Vers le 20 juin, on fit une application de dix sang-sues à l'anus. L'écoulement du sang fut très abondant, et suivi d'une grande faiblesse pendant vingt-quatre heures. Sous l'influence de ce traitement, les accès nocturnes furent considérablement atténués.

Deux jours après cette application de sangsues, M. P... prit un vomitif, et le lendemain un purgatif ; il fit usage pour boisson et pour gargarisme d'eau d'orge coupée avec du lait. L'amélioration fut sensible, soit qu'il fallût l'attribuer à cette médication, soit qu'elle fût due au repos obligé, gardé pendant ces cinq jours. Depuis lors, les accès de toux nocturne n'ont pas reparu ; le pharynx fut moins rouge, les amygdales moins tuméfiées, le larynx lui-même moins douloureux. Mais, en reprenant ses occupations, le malade vit la laryngo-pharyngite revenir à peu près avec la même intensité, moins cependant les quintes de toux pendant la nuit. C'étaient d'ailleurs les mêmes phénomènes, les mêmes redoublements. Le matin, immédiatement après son lever, il toussait pendant plusieurs minutes, jusqu'à ce qu'il eût rejeté au dehors une matière épaisse, gluante, très plastique et transparente, absolument semblable aux mucosités ramenées des fosses nasales dans le pharynx, et constituée probablement par des produits de secrétion accumulés pendant le sommeil dans les ventricules du larynx. Les premiers mouvements, des efforts d'expiration, l'articulation des sons, déplaçaient ces mucosités qui venaient gêner la respiration ; leur plasticité nécessitait cette toux violente qui en précédait l'expulsion.

Le 2 juillet, deux sangsues furent appliquées un peu

au-dessous de la région correspondante aux amygdales ;
les piqûres furent recouvertes d'une ventouse pour favoriser l'écoulement du sang et opérer une révulsion. Le
malade partit pour la campagne le 4 juillet. Il mit un
large vésicatoire au devant de son cou, continua l'usage
de l'eau d'orge et du lait en boisson, et se gargarisa avec
de l'alun et du sirop de mûres. Son régime était très
doux, composé essentiellement de lait et de viandes
blanches. Il gardait un silence absolu; prenait chaque
jour des bains de pieds simples et faisait des prome-
nades, qui n'étaient jamais poussées jusqu'à la fatigue.
Sous l'influence de ce traitement, la moiteur des pieds se
rétablit, mais moins copieuse qu'elle n'était avant la maladie. Une amélioration sensible se manifesta ; les exacerbations disparurent ; les quintes de toux furent moins
violentes le matin; les mucosités expulsées, moins abondantes. Le 12, le malade commença à parler un peu
sans être fatigué ; mais le 13, le 14 et le 15, ayant parlé
comme on est obligé de le faire dans le commerce habituel de la société, les picotements, la constriction laryngienne, le *hem*, la toux, etc., reparurent ; ce qui le
décida à se rendre aux Eaux-Bonnes le 17 juillet. Pendant la journée du 16, les préparatifs du départ, quelques visites l'obligèrent à parler beaucoup, et cependant,
il n'y eut de fatigue ni pendant la nuit, ni le lendemain.

L'examen de la poitrine ne m'y fit constater aucune
lésion ; le pharynx était granuleux, avec injection de la
muqueuse et développement vasculaire. Les 19, 20 et
21, M. P... but trois quarts de verre d'eau minérale, se
gargarisa avec cette eau quatre ou cinq fois par jour, en

aspira par les narines, et prit des bains de pieds quoti-
diens. L'amélioration, qui avait commencé à se manifester avant son départ, se développa et suivit une
marche progressive.

Le 22, M. P... éprouva des picotements laryngiens
et une constriction plus forte, accompagnée de *hem* et
d'un peu de toux. L'usage du gargarisme fut suspendu.

Le 23 et le 24, la dose d'eau fut portée à un verre
et quart; on continua les aspirations par le nez, et
l'on prit à jours alternés des bains entiers et des bains
de pieds. L'amélioration se développait; cependant le
malade ne pouvait impunément encore s'exposer aux
brouillards du soir. Les urines déposèrent un sable
rouge, renfermant probablement de l'acide urique.

Les 25, 26 et 27, on augmenta la dose d'un quart de
verre; les aspirations par le nez furent suspendues. Les
urines déposèrent des mucosités épaisses, filantes, une
sorte de boue terreuse, composée de phosphate de chaux
et de phosphate ammoniaco-magnésien; la miction était
parfois suivie de ténesme vésical, d'un sentiment de
chaleur et de douleur au col de la vessie, s'irradiant vers
l'ombilic.

Ces symptômes, assez pénibles, firent recourir à un
bain émollient; de la macération de graine de lin fut
administrée en boisson. On réduisit un peu le régime
alimentaire.

28. Les douleurs, le ténesme vésical, ont diminué.
L'urine ne laisse plus déposer qu'une petite quantité de
sable blanc. Même dose d'eau minérale. Le 29 et le 30,
le malade en boit deux verres en trois fois, et les jours

suivants il arrive graduellement à trois verres. Huit jours avant son départ, le malade a le sentiment d'une amélioration très sensible. Le soir seulement, quand il parle, il sent un peu de fatigue; il peut d'ailleurs se livrer à des courses à pied et à cheval, à des conversations assez longues, plusieurs fois répétées dans la journée, sans en éprouver d'autre inconvénient que quelques légers picotements au larynx. Sa santé générale est florissante. Le malade quitte les Eaux-Bonnes dans d'excellentes conditions et avec l'espoir légitime d'une guérison complète.

Voici les renseignements que M. P... a bien voulu me transmettre, par lettre, sur les effets consécutifs du traitement thermal :

« Quand j'ai quitté les Eaux-Bonnes, je souffrais un peu du larynx. Cet organe sécrétait encore quelques-uns de ces grumeaux d'apparence gélatineuse, dont l'expulsion nécessitait un raclement expirateur assez pénible. Cinq à six jours après, bien que j'eusse mené une vie assez agitée durant mon voyage, toute douleur cessa ; j'étais seulement un peu fatigué si je parlais longtemps ou très haut, surtout en plein air.

» J'ai traversé l'automne et un hiver très humide et très brumeux, sans avoir de laryngite. J'ai eu deux ou trois fois un coryza assez intense, et quelques angines pharyngiennes, maladie qui a été très commune dans la ville que j'habite. Des précautions hygiéniques, le *cache-nez* surtout, une chaussure chaude et sèche, ont préservé mon pauvre larynx de toute atteinte sérieuse. Cependant, il est toujours demeuré un organe faible, et si je parle longtemps, je ressens une sécheresse et une fatigue assez pénibles. Il y a huit jours (la lettre est datée du 9 mai), à l'occasion d'un vent froid et humide, et après avoir eu les pieds mouillés, j'ai éprouvé ces symptômes qui, chez moi, précèdent ordinairement une laryngite, ce sentiment de cuisson et de picotement, aux ouvertures postérieures des cavités nasales, et sur toute la face supérieure du voile du palais, dont je vous ai parlé l'an dernier. Le lendemain, la luette, la face antérieure du voile palatin, tout le pharynx étaient rouges; quelques granulations se montraient sur les piliers; des mucosités épaisses, gluantes, *gélatiniformes*, se détachaient difficilement de toutes ces muqueuses enflammées et granuleuses; mes pieds étaient en même temps devenus secs. Mes laryngites avaient toujours débuté ainsi, j'étais sur les épines; j'ai redoublé de soin pour me préserver du froid; la moiteur des pieds a reparu, et, fort heureusement, le larynx n'a pas été envahi par l'inflammation. Pour être plus exact, je devrais dire qu'il a été légèrement atteint. J'ai éprouvé un soir de la cuisson, et quelques picotements caractéristiques; le lendemain, après un pénible raclement expirateur, j'ai expulsé un petit grumeau blanc, gluant, transparent, de consistance de gelée, s'écrasant difficilement sous le doigt, qui lui trouvait une sorte d'élasticité.

» Plusieurs fois, cet hiver même, j'avais eu des inflammations de la pituitaire, du pharynx, des amygdales; mais je ne m'en étais pas effrayé, ce n'était pas ma maladie; je n'éprouvais pas ces cuissons et ces picotements que je connais si bien; aussi je n'ai pas expulsé du pharynx et des fosses nasales ces mucosités plastiques dont j'ai parlé.

» Depuis mon voyage aux Pyrénées, non-seulement le mal local a été favorablement modifié ; mais mon état général a toujours été très satisfaisant. Je puis donc vous dire que, grâce aux *bonnes* Eaux-Bonnes, je suis parfaitement bien portant. Mon rétablissement a coïncidé avec le retour de la moiteur des pieds, retour que j'ai attribué aux bains de pieds, dont je faisais un fréquent usage. Je les prenais très chauds et très courts, et j'allais immédiatement après faire une longue promenade. »

Réflexions. — Dans cette observation, l'angine glanduleuse se montre à nous sous une forme subaiguë : les fosses nasales, le pharynx et le larynx ont été simultanément affectés. L'eczéma, la blépharite chronique, cette sueur habituelle des pieds, témoignent chez ce malade de l'existence d'une disposition herpétique. Un fait bien digne d'être noté également, c'est cette alternance si marquée entre la transpiration des pieds et l'affection du larynx. J'appellerai encore l'attention sur ces douleurs rhumatoïdes, qui accompagnent si fréquemment, j'allais dire si constamment, les manifestations dartreuses.

Chez M. P..., les phénomènes laryngés dominent d'emblée ; le contraire a lieu dans le plus grand nombre des cas. Le plus souvent, la maladie commence par le pharynx, qui peut en rester longtemps le foyer principal. Je signalerai encore comme une circonstance remarquable le résultat obtenu une première fois, du séjour aux bains de mer. La guérison a été passagère, il est vrai ; et elle a semblé se lier au retour de la transpiration des pieds, qui a été provoquée peut-être moins par les bains de mer que par l'exercice auquel le malade se livrait. Je saisirai cette occasion pour rappeler ce que j'ai dit plus haut : l'exercice modéré, au milieu d'un air pur, me paraît un des éléments les plus importants du traitement, et un des plus puissants moyens pour ramener l'action de la peau à son type normal.

Chez M. P..., la cure thermale, qui fut ménagée avec prudence, à cause du caractère subaigu des accidents, suivit un cours régulier. Quelques phénomènes d'excitation se sont montrés le quatrième jour du traitement, sans être assez prononcés pour qu'on fût forcé de le suspendre ; et, à une période plus avancée, ce fut la muqueuse vésicale qui parut principalement s'émouvoir sous l'action des eaux. Le résultat a été aussi satisfaisant qu'on pouvait l'espérer.

Deuxième observation. — *Angine glanduleuse chronique. — Exacerbations marquées par des quintes de toux qui ressemblent à celles de la coqueluche. — Guérison par les Eaux-Bonnes.*

L'observation suivante a pour sujet un médecin distingué qui a bien voulu me communiquer lui-même les détails suivants :

« Depuis sept ou huit années, je suis doué du triste privilége de contracter plusieurs fois l'an, sans cause déterminée, ni même appréciable, une bronchite (ou plutôt un état inflammatoire de la partie supérieure des voies aériennes), remarquable à plusieurs titres, et par la manière dont elle débute, et par les accidents qu'elle laisse après elle.

» Aucune circonstance particulière ne peut être rattachée à l'époque où ces accidents se montrèrent pour la première fois. Ma santé avait toujours été bonne ; je n'ai jamais eu aucune affection rhumatismale, hémorrhoïdaire, ni d'autres manifestations dartreuses qu'un pityriasis capitis assez intense, datant de plusieurs années, et empiétant sur la peau du front.

» Pendant l'hiver habituellement, mais quelquefois aussi pendant l'été, je suis pris d'un coryza qui s'annonce par des éternuments réitérés, de la sécheresse des narines, un peu d'injection de la muqueuse nasale et oculaire ; vingt-quatre heures après, la muqueuse du nez sécrète abondamment du mucus aqueux, incolore ; et la gorge devient le siége d'une douleur, d'un sentiment de sécheresse ; puis la voix s'enroue un peu. Cet état met environ quarante-huit heures à parcourir ses diverses périodes, sans être accompagné de fièvre, ni de chaleur à la peau ; sans autre retentissement, en un mot, sur l'ensemble des fonctions, qu'un peu d'inappétence et de l'endolorissement de la tête ; mais, à ce moment, se montre une toux sèche, revenant par quintes, au nombre de sept, huit, dix dans les vingt-quatre heures, durant chacune un quart d'heure ou vingt minutes, et se manifestant la nuit comme le jour, mais plus fréquemment le jour. Ces quintes de toux ont la forme et presque le caractère des quintes de coqueluche ; elles sont annoncées le plus souvent par une sensation de picotement, vers le larynx, qui amène un besoin irrésistible de tousser. Tout effort, toute résistance, sont inutiles ; plus je veux me retenir, plus je tousse ; et le besoin de tousser est si impérieux que, si je me trouve dans une soirée, au spectacle, etc., je suis obligé de sortir pour m'abandonner aux caprices de ma toux. Ces accès ne sont point accompagnés de dyspnée ni de constriction vers la poitrine ; ils se terminent, en général, par l'expectoration d'un ou de deux crachats muqueux sans caractère particulier, n'ayant jamais présenté de stries sanguines. Telle est la physionomie de chaque accès ; ils se répètent ainsi pendant douze ou quinze jours, et disparaissent enfin après deux ou trois jours d'expectoration mucoso-purulente, qui rend la toux moins sèche et moins déchirante, comme il arrive à la période terminale des simples bronchites.

» Lorsque cette crise est terminée, je reprends ma santé habituelle, qui, du reste, est toujours bonne et robuste et ne semble point se ressentir de cette pénible affection. Dans l'intervalle des accès de cette toux, irrégulièrement périodique, je n'éprouve aucun malaise, aucune incommodité. Je ne tousse presque jamais, pour ne pas dire jamais ; je n'ai plus de picotements au larynx ; ma voix reprend son timbre ordinaire ; la respiration se fait avec ampleur et facilité, sans dyspnée, sans effort, sans essoufflement. Cependant j'ai à noter, comme phénomène persistant et durable, quelques légères douleurs derrière le sternum, de même qu'il m'arrive assez souvent de sentir et même d'en-

tendre des vibrations sonores retentir dans les grosses
bronches ou dans la trachée, vers le dernier temps
de l'inspiration; ces vibrations ont une sibilance très
prononcée. Chaque matin, et quelquefois même dans
la journée, j'expectore quelques crachats très visqueux, gélatineux, opaques, souvent grisâtres, comme
cendrés, et surtout très adhérents à l'arrière-gorge, au
point que les mouvements du pharynx et les efforts expirateurs ont peine à les détacher.

» Tel est l'ensemble des accidents qui m'ont amené
aux Eaux-Bonnes. Je crois, en résumé, que mon état
peut être décomposé en trois éléments distincts :

» 1° Un état subinflammatoire chronique permanent,
servant de base à un autre état tout accidentel. C'est :

» 2° Un état aigu inflammatoire, survenant par intervalles, débutant, d'une manière presque constante, par
la muqueuse nasale, et s'étendant rapidement au larynx,
à la trachée, et probablement aux grosses bronches.

» 3° Un état nerveux spasmodique, s'ajoutant à l'élément inflammatoire, en prolongeant la durée, et donnant
à la toux le caractère convulsif qu'elle revêt d'une façon
si évidente et si pénible pour moi. »

Il y avait dix ans que M. N... était tourmenté par
cette affection, lorsqu'il vint aux Eaux-Bonnes. Je constatai une rougeur très caractérisée de la voûte palatine
et du pharynx. Sur la paroi postérieure de celui-ci, fai-
saient saillie des granulations disséminées. L'examen de
la poitrine ne fit constater aucune lésion des organes
qui y sont contenus. M. N... prit les eaux régulièrement
en boisson, en gargarismes et en bains. Depuis lors, il

n'a pas ressenti la plus légère atteinte de son mal, quoiqu'il se soit exposé sans aucune précaution au froid et
à l'humidité, qu'il ait continué à prendre du café et à
fumer. Il s'est livré avec ardeur aux travaux scientifi-
ques, et restait enfermé, chaque jour, sept à huit heures,
pendant lesquelles il fumait constamment.

L'hiver que nous venons de traverser (nous sommes
aujourd'hui au 15 mars) a été remarquable par des variations continuelles de température, et a produit un
très grand nombre de catarrhes, affectant spécialement
la forme laryngée. Le malade, qui habite une des villes
du nord de la France, a bravé impunément toutes ces
conditions défavorables. Sa voix reste cependant rude
et un peu rauque: le voile du palais conserve une teinte
rosée, comme érythémateuse; il semble abaissé, et la
luette allongée, épaissie, entourée d'un liséré blanchâtre,
œdémateux, touche la langue, bien que le malade n'é-
prouve aucun chatouillement. Toute la muqueuse de
l'isthme et du pharynx paraît épaissie; sur ce dernier
organe, on aperçoit un petit nombre de granulations,
dont la coloration ne diffère pas sensiblement de celle
que présente le reste de la membrane muqueuse.

Réflexions. — Je ne puis qu'adopter cette analyse
des différents éléments de la maladie; seulement, je
mettrai un nom sur cet état subinflammatoire, chronique, permanent, dont il parle, et je l'appellerai *angine
glanduleuse chronique*, caractérisée par les lésions qui
lui sont propres, par cette raucité habituelle de la voix,
par cette expectoration colloïde du matin, et par sa
connexion avec des manifestations dartreuses. Chaque

accès, venant se greffer sur cet état habituel, suit la marche que j'ai indiquée en faisant la description de la maladie. Il débute par une inflammation de la muqueuse nasale, qui se propage en descendant au pharynx, au larynx et jusqu'à la trachée. La solidité de la guérison obtenue par les Eaux-Bonnes, malgré le détestable régime suivi par le malade, est un fait vraiment remarquable et qui atteste la puissance de cette médication.

Troisième observation. — *Accidents arthritiques.* — *Furoncles.* — *Gravelle pharyngienne.* — *Complications thoraciques.*

M. le docteur N..., âgé de trente-deux ans, a été très délicat pendant toute sa première enfance. Sa mère a eu une affection arthritique. Depuis l'âge de sept ans, sans être vigoureux, il a joui d'une santé passable ; à plusieurs reprises, il a éprouvé dans les articulations des pieds des douleurs accompagnées d'un léger gonflement : douleurs qui se reproduisaient surtout pendant la nuit, l'empêchaient de garder la même position, et étaient soulagées par l'impression de l'air froid. Il n'avait observé, dans la sécrétion urinaire, aucune modification coïncidant avec ces accidents. Pour la première fois, pendant l'hiver de 1854, les urines ont laissé voir des dépôts rouges assez abondants qui ont disparu après l'usage de l'eau de Vichy.

Il signale, comme ayant pu exercer quelque influence sur le développement de la maladie dont il est actuellement atteint, des chagrins nombreux et profonds, des excès de travail, l'habitude de chiquer, dont il reconnaît avoir abusé. Jamais il n'a eu d'affection syphilitique.

Vers la fin de l'hiver de 1850-1851, il fut pris d'une toux qui lui paraissait provoquée par une irritation de la glotte, et qui disparut sous l'influence des gargarismes. Quelques semaines après, au mois d'avril 1851, il éprouva d'abord une sensation de sécheresse dans le pharynx, accompagnée du besoin de ramener quelque chose au dehors avec ce bruit rauque particulier, ce *hemming* caractéristique des pharyngites chroniques. Il rejeta pour la première fois une concrétion venant de la gorge. Pendant l'été suivant, une ou deux fois par mois, il trouvait dans sa bouche des petits corps blancs, ayant la consistance de la craie, de dimensions et de formes très diverses. Quelques-uns n'étaient pas plus gros que la tête d'une épingle, tandis que d'autres avaient le volume d'un grain de millet. Il les prit d'abord pour des fragments de dents cariées ; mais il acquit bientôt la conviction qu'ils sortaient du gosier. A la même époque, il fut tourmenté par une succession de furoncles qui se développèrent sur différentes parties du corps, et principalement sur les fesses ; il n'y opposa aucun traitement, parce que sa santé générale n'avait jusque-là subi aucun déchet. Dans le mois d'octobre de la même année, ce jeune médecin donnait des soins à un enfant atteint d'angine maligne ; sa gorge devint le siége d'un travail congestif, qu'il combattit par des applications caustiques, et l'emploi de l'émétique. Depuis ce moment sa santé s'altéra profondément et son moral en fut affecté ; les concrétions se montrèrent plus nombreuses ;

par intervalles, il cracha un peu de sang qui lui parut venir de la gorge. Ces hémoptysies survenaient à la suite des efforts qui amenaient les concrétions au dehors, bien que la toux fût peu intense et de courte durée.

L'hiver de 1851 à 1852 fut très rigoureux dans le pays qu'il habitait; il était obligé de sortir beaucoup; ces circonstances exercèrent sur l'état de la poitrine une influence nuisible; il prit de l'huile de foie de morue, en continua l'usage avec persévérance pendant plusieurs mois et s'en trouva très bien. Au printemps de 1852, il fut sujet pour la première fois à des sueurs nocturnes; les fonctions digestives s'accomplissaient d'une manière irrégulière; il perdait l'appétit; il se décida à faire un voyage dans une contrée méridionale et y demeura trois semaines. C'était en avril 1852. Il éprouva une amélioration très grande dans sa santé, et poursuivit son voyage dans l'espoir d'arriver à une complète guérison. Mais, durant le cours de cette excursion, il fut atteint par le choléra, qui exerçait alors ses ravages dans le pays qu'il était allé visiter. Cette attaque ne fut pas très violente, mais elle le laissa très affaibli, et il retourna dans sa ville natale, plus malade qu'il n'était au moment de son départ.

Alors la toux devint très intense; il commença à expectorer un peu de sang et des matières purulentes qui lui semblaient venir de la gorge. La faiblesse était extrême, et le malade éprouvait une tendance continuelle au sommeil.

Incapable d'exercer sa profession, il passa le mois d'août dans une autre contrée, et revint dans un état

assez satisfaisant pour qu'il pût vaquer à ses affaires.
Pour son traitement, il s'était borné à prendre quelques
pilules aloétiques et un peu d'huile de foie de morue.
Pendant l'hiver 1852-1853, il insista sur ce dernier
médicament, y joignit l'usage du perchlorure de mercure à petites doses, de l'iodure de potassium et du
chlorure de fer; en même temps il se livra à l'exercice
de l'équitation; et comme sa voix depuis plusieurs mois
s'était altérée progressivement, on cautérisa sa gorge, et
même, dit-il, la cavité du larynx, suivant la méthode
du docteur Green, avec une éponge imbibée de solution
d'azotate d'argent à différents degrés de concentration.

Plusieurs fois la voix s'améliora sous l'influence de
cette opération; il traversa la mauvaise saison sans en-
combre; mais au mois d'avril, il fut de nouveau tourmenté par des furoncles. Pour combattre cette affection,
il prit des bains de vapeur sulfureux; les clous disparurent, mais en même temps sa santé déclina rapidement. Il essaya inutilement de différentes médications;
et, au mois d'avril, M. le docteur N..., qui habitait une
contrée septentrionale, sujette à de grandes variations
de température, se décida à partir pour des régions
plus tempérées. Voilà un an et demi qu'il y vit, et sa
santé a été très variable. Les fluctuations qu'elle présente
lui paraissent subordonnées aux variations atmosphériques. Somme toute, depuis qu'il a quitté son pays
natal, son état général s'est notablement amélioré, et la
toux, qui n'a jamais cessé depuis deux ans, a cependant
beaucoup diminué. Il continue à expectorer des concrétions, et il évalue à la capacité d'une cuiller à café la

quantité qu'il en a rejetée depuis quatre ans; en général, il en rend une ou deux tous les dix jours ; il a été quelquefois six semaines sans en voir paraître, et puis il en rejetait trois ou quatre en quelques jours ; elles sont quelquefois d'une consistance moindre, et qu'il compare à celle d'un morceau de fromage, molles, sans odeur, verdâtres et brunissant à l'air.

. Le point d'origine de ces concrétions est variable ; la plupart viennent des lacunes tonsillaires ; d'autres sortent des glandules pharyngiennes, au milieu desquelles elles commencent à faire saillie, sous forme d'un point jaunâtre, avant de se détacher ; et quand elles sont rejetées au dehors, elles laissent, au centre des glandules, une dépression qui marque la place qu'elles occupaient. Je me suis assuré, à l'aide d'un stylet, que le relief d'un blanc jaune que l'on apercevait au sommet de quelques saillies glanduleuses, était bien constitué par une substance solide. On ne peut mieux comparer leur apparence qu'à celle des osselets de l'ouïe. M. Gobley, professeur agrégé à l'École de Pharmacie, qui a eu la bonté d'en faire l'analyse, a constaté qu'outre une certaine proportion de matière organique, elles contenaient du phosphate et du carbonate de chaux.

Lorsque je vis ce malade aux Eaux-Bonnes, il était maigre ; son teint était jaunâtre ; sa voix rauque, voilée, stridente, était pénible à entendre. L'exercice de la parole lui était pénible, difficile, et provoquait quelquefois de la dyspnée, avant qu'il vînt aux Eaux.

Tout le pharynx, les piliers du voile du palais (les postérieurs surtout), sont d'une couleur rouge vineux et recouverts de granulations volumineuses, variant dans leurs dimensions depuis celle d'un grain de millet jusqu'à celle d'une petite lentille ; il y en a de très grosses sur les débris des amygdales, qui sont anfractueuses, comme réticulées, et en grande partie détruites. Sur la région inférieure et moyenne du pharynx, on aperçoit une saillie grosse comme un pois avec une petite tache blanche qui, suivant le malade, est une concrétion ; il en a souvent observé la marche.

Le thorax est déformé, déprimé à gauche, surtout dans la région cardiaque. Cette déformation congénitale, d'après le témoignage du docteur N..., aurait augmenté depuis quelques années. L'hiver dernier, il a ressenti des douleurs très vives dans ce point. Depuis son enfance, il est sujet à des palpitations. On perçoit un bruit de frôlement superficiel à la pointe du cœur.

Dans la région sous-claviculaire du côté gauche, on constate une diminution relative du son à la percussion ; le bruit d'inspiration y est rude et saccadé, l'expiration prolongée ; on entend quelques bulles humides. Plus bas, on retrouve encore çà et là un peu de râle muqueux disséminé. A droite le son est très bon, le bruit d'inspiration est faible. En arrière, la respiration est plus rude et plus faible au sommet du poumon droit. Depuis qu'il a fait usage des Eaux-Bonnes, le malade se sent mieux ; ses crachats sont plus rares, moins épais ; sa toux est moins fréquente ; son appétit a beaucoup augmenté ; il a gagné en poids un kilogramme et demi en trois semaines. La sensation de sécheresse dont le pharynx était le siége a totalement disparu ; la teinte foncée qu'on y observait autrefois a fait place à une teinte rosée.

M. N... a commencé les eaux par petites doses et n'a jamais dépassé deux verres et demi par jour; quelques étourdissements, des vertiges passagers, sont les seuls troubles fonctionnels qu'il puisse rapporter à leur emploi. Ce malade passa à Paris l'hiver de 1855, prit, d'après mes avis, quelques verres d'eau de Vichy, dont il crut d'abord retirer de bons effets; la persistance de la gravelle pharyngée m'avait déterminé à lui donner ce conseil. L'hiver fut très rigoureux, et le docteur N... subit plusieurs attaques de bronchite qui le forcèrent d'interrompre l'usage de l'eau de Vichy vers la fin du printemps, il retourna dans son pays.

Au mois de septembre il m'écrivit que sa santé n'avait pas cessé de s'améliorer; qu'après avoir rendu encore quelques concrétions, sa voix était devenue meilleure. Il avait passé son été entre la chasse et la pêche, et avait engraissé de quatorze livres. Il avait emporté plusieurs caisses d'Eaux-Bonnes qu'il tenait en réserve pour le cas où leur usage lui paraîtrait indiqué, mais il n'y avait pas encore eu recours.

Ces jours-ci (novembre 1856) j'ai reçu une nouvelle lettre du docteur N... Sa santé a encore traversé quelques crises pénibles, mais il se trouve définitivement mieux et peut se livrer à ses occupations professionnelles.

Réflexions. — Chez le docteur N..., l'angine glanduleuse n'est pas simple; des lésions thoraciques sont ve-

nues la compliquer ; mais l'affection du pharynx a précédé les accidents pulmonaires, et cette circonstance m'a
décidé à placer ici cette observation, intéressante à plus
d'un titre, et qui nous offre un fait, peut-être unique
dans la science, de *gravelle pharyngienne*. Résumons les
traits principaux de la maladie de M. N..., et étudions-
en l'évolution.

Prédisposé à la goutte par héritage, le docteur N...,
dans sa jeunesse, éprouve à plusieurs reprises des accidents bien évidemment marqués au cachet de cette
diathèse. Des chagrins prolongés, des travaux excessifs
affaiblissent sa résistance vitale ; l'habitude de chiquer, le
froid rigoureux du climat qu'il habite, fixent sur le pharynx et sur le larynx les tendances morbides qui pré-
existaient chez lui. Je ne trouve pas mentionnée, dans
mes notes, l'existence de manifestations dartreuses avant
cette époque ; cependant, si je m'en rapporte à mes
souvenirs, la figure du malade portait des traces nombreuses d'acné, et sa tête était saupoudrée d'écailles pityriasiques. Bientôt, d'ailleurs, des éruptions furoncu-
leuses opiniâtres, répétées, révèlent une disposition
herpétique. Ici donc, nous voyons encore cette connexité, signalée plus haut, entre des phénomènes arthritiques ou rhumatoïdes et des lésions dermiques.

Ces dépôts phosphato-calcaires, formés au centre des
granulations pharyngiennes et que nous retrouverons
plus tard dans les urines, devraient-ils être imputés à
l'influence arthritique ? Cette diathèse serait-elle venue
modifier, par son intervention, la physionomie de l'an-

gine granuleuse? Rappelons-nous, cependant, que M. le docteur Robin a trouvé, chez un autre sujet, des cristaux calcaires dans les glandules hypertrophiées.

Au bout d'un an, l'action morbide, entretenue par les conditions défavorables au milieu desquelles M. N... a vécu, semble gagner la poitrine où elle devient l'occasion de désordres plus graves. Je l'ai déjà dit, il n'est pas rare de voir des lésions parenchymateuses du poumon annoncées par des accidents laryngés. Dernièrement encore j'observais, avec mon ami le docteur Barth, une malade chez laquelle les examens les plus attentifs, répétés pendant plus d'une année par ce savant et habile médecin, n'avaient pu faire découvrir aucune modification dans le bruit respiratoire ni dans la sonorité thoracique. Une toux sèche, laryngée, constituait toute l'expression symptomatique de la maladie qui, après ce laps de temps, changeant de caractère, présenta tous les phénomènes généraux et locaux de l'affection tuberculeuse. Il est possible que la production hétéromorphe existât dès le début, rudimentaire, disséminée, inaccessible à nos moyens d'investigation. Mais comme je l'ai déjà dit, on peut admettre également qu'une fluxion inflammatoire, herpétique, morbilleuse ou de toute autre origine, en se fixant sur les organes respiratoires, y prépare et y favorise un travail morbide, d'une autre nature, dont la cause préexistait dans l'organisme. Sous l'influence d'un traitement convenable et surtout de conditions hygiéniques favorables, l'état du malade s'améliore très notablement. Une nouvelle éruption furonculeuse survient; sa suppression par des bains de vapeur sulfureuse est suivie du retour et de l'aggravation de tous les accidents (1).

La lenteur avec laquelle les phénomènes morbides ont accompli leur évolution chez M. N..., ces périodes de rémission qui plus d'une fois en ont interrompu la marche, la délimitation des lésions pulmonaires, doivent faire espérer la guérison. On peut, en outre, se demander si la lésion pulmonaire ne sera pas modifiée, comme la lésion pharyngienne, par cette sécrétion calcaire; si, sous l'influence de cette disposition, les produits hétéromorphes ne subiront pas plus facilement la transformation crétacée qui est un de leurs modes de guérison. Il ne serait pas impossible encore qu'une production ostéiforme analogue à celle des glandules pharyngiennes eût envahi le parenchyme pulmonaire et simulât les symptômes de la phthisie comme Bayle, et après lui MM. Forget et Leudet, en ont rapporté des exemples. Le malade, s'il n'a pas trouvé la guérison aux Eaux-Bonnes, reconnaît cependant qu'il s'est bien trouvé de leur usage. Ses forces ont été relevées, ses fonctions nutritives sont devenues plus actives; la maladie

______

(1) Des faits semblables ne sont pas rares. Je soigne actuellement une jeune dame, dont la santé n'était troublée chaque année que par une éruption dartreuse, qui se montrait au printemps. Un traitement fut dirigé contre cette manifestation incommode, et la réprima; mais bientôt éclatèrent des symptômes de phthisie, qui furent avantageusement modifiés par les Eaux-Bonnes. La guérison intempestive des fistules anales, chez les tuberculeux, a plus d'une fois produit des résultats analogues. Tous ces faits me paraissent établir une présomption fondée en faveur des exutoires, dont on a voulu récemment contester l'opportunité dans les maladies de ce genre.

des organes respiratoires a été heureusement modifiée
dans son élément catarrhal, double effet qui résume,
pour moi, ce qu'il y a d'essentiel dans l'action des Eaux-
Bonnes et explique leur efficacité dans une foule d'affections chroniques des bronches et du poumon.

QUATRIÈME OBSERVATION. — *Herpétisme héréditaire.* —
Angine glanduleuse dont le développement est favorisé
par l'exercice du chant. — Modification de la voix.
— Usage des Eaux-Bonnes et des Eaux de Luchon.
— Guérison.

L'observation suivante m'a été communiquée par
celui qui en fait le sujet, artiste éminent, doué de cette
sensibilité exquise, qui est la condition des grands succès dans les arts, mais qui, rendant le système nerveux
plus accessible aux impressions du dehors, expose davantage à l'action des causes morbifiques, et dispose
ceux qui en sont doués à s'exagérer la gravité de leurs
maux. La mère de M. H... a senti elle-même quelques
atteintes de la maladie dont il a souffert pendant plusieurs années; elle a eu des affections herpétiques et a
été souvent tourmentée par un sentiment de chaleur
brûlante, dans la gorge et l'œsophage, assez pénible
quelquefois pour troubler son sommeil.

Pour lui, dès son enfance, il eut du *pityriasis capitis.*
Fort jeune, il contracta la gale et subit un traitement
qui le guérit rapidement. Vers sa quinzième année, une
éruption d'acné très abondante et d'autres phénomènes
dartreux se manifestèrent.

« Jusqu'à l'époque de *la mue*, dit M. H..., ma voix était claire ; cependant j'avais une grande disposition à m'enrhumer. Vers douze ou treize ans, je subis une attaque de *laryngite striduleuse*. De 1845 à 1850, j'habitai Paris, dont le climat humide fut peu favorable au développement de mon organe. J'étais tourmenté par des rhumes fréquents, tous les hivers, et, pendant leur durée, il me semblait que les cordes vocales se *détendaient* complétement. Mes amygdales étaient tuméfiées et me gênaient beaucoup. Je parlais alors dans les notes les plus graves de la basse profonde ; ma voix était maigre et prenait peu d'étendue, jusqu'en 1848, époque à laquelle je reçus des leçons du professeur G... Malheureusement, avant de commencer ces nouvelles études, je fus soumis à un refroidissement et contractai un rhume. Il en résulta que, pendant ces leçons, ma voix s'enrouait facilement et subitement ; l'émotion très vive que j'éprouvais, sous l'influence de l'attention que j'y apportais, du désir extrême de bien faire et de la crainte de ne pas réussir, contribuait certainement au retour de ces accidents.

» M. G... avait eu l'idée de m'envoyer en Russie, disant qu'un climat froid me conviendrait mieux. Je restai à Paris, et ma voix, toujours molle, finit par devenir très capricieuse.

» Au mois de janvier 1849, je fus atteint d'un rhumatisme articulaire très violent ; aucune articulation ne fut épargnée ; la voix resta libre pendant les quatre mois que dura cette maladie. La convalescence fut longue et accompagnée d'une grande faiblesse générale. Quand je voulus remettre ma voix en activité, je trouvai qu'elle avait perdu de son ampleur. Je ressentais très souvent des chatouillements à la gorge, ou des picotements subits quand j'atteignais certaines notes de l'échelle vocale, variables suivant la disposition du moment. Quand j'étais obligé de chanter dans une pièce chaude et resserrée, je m'enrouais complétement au milieu du premier ou du second morceau. Forcé quelquefois de continuer cet exercice dans ces conditions, mon organe souffrit cruellement, devint de plus en plus rauque, perdit sa souplesse, son charme et son élasticité. Quatre ans plus tard, en 1853, obligé de chanter dans une atmosphère très chaude, un morceau qui demandait de la vigueur, je fis des efforts inouïs et ne produisis qu'un son mat, terne, sans portée. Malgré cela, je m'engageai dans une troupe lyrique, et consentis, après un fort rhume, à me charger d'un rôle fatigant. Les sons du médium *fa, fa dièze, sol, sol dièse, la,* critiques par eux-mêmes pour les voix de basse et de baryton (1), perdirent dès ce moment tout leur éclat; pendant que je les émettais, on entendait un *frisement,* un enrouement léger sur ces cordes.

» Les maux de gorge se répétant très fréquemment, les amygdales ayant encore augmenté de volume, je me décidai à les laisser couper; je gardai, pendant six semaines après cette opération, un repos absolu et bus pendant vingt et un jours, de l'eau d'Ems à la dose de trois verres tous les matins. Ce traitement parut suivi

(1) M. H... a une voix de baryton des plus remarquables, et qu'il manie, quand il dispose de tous ses moyens, avec un admirable talent.

des plus heureux résultats; ma voix reprit sa fraîcheur
et son étendue; les notes du milieu étaient d'une pureté
irréprochable; mais, au premier refroidissement, toute
cette amélioration s'évanouit. Il m'était impossible de
chanter dans le registre inférieur. Je ressentais, par
intervalles, des douleurs vives, une sorte de strangula-
tion, dont le point de départ me semblait être dans le
voile du palais et dans ses piliers. La chaleur des salons
m'était de plus en plus insupportable, et quand j'étais
obligé d'y chanter, il me fallait sortir de temps en temps
et humecter mon gosier avec un quartier d'orange pour
continuer ma tâche jusqu'au bout. A la suite d'émotions
vives et de violents chagrins, j'éprouvai des accidents
dyspeptiques, qui revinrent plus tard sans cause appréciable. Un état de surexcitation nerveuse s'ajouta à ces
symptômes; je ne pouvais penser à la musique sans
pleurer; l'action seule d'écrire une lettre suffisait pour
m'agiter et même pour m'*enrouer*. Depuis mon attaque
de rhumatisme, j'éprouvais fréquemment aux pieds
une sensation de froid incommode. Des bains de Bade,
suivis d'une saison aux bains de mer, me procurèrent
une amélioration très notable, qu'une attaque de cholérine entama fortement, mais que je retrouvai sous l'influence d'un régime sévère et adoucissant (aliments
froids, abstention de tout excitant); enfin mes forces
revinrent complétement.

» Les courses les plus longues, la gymnastique, la musique, ne me fatiguent plus maintenant; ma voix seule
reste en défaut dans le médium; la vibration de l'appareil vocal semble gênée par des nœuds, semblables à ceux

qui se forment parfois sur les cordes d'un violon ; et l'on sait qu'il est impossible alors d'en tirer des sons purs. Le *timbre sombre* surtout me fatigue beaucoup ; les notes du fausset au contraire se développent librement depuis 1854 ; celles de tête sont pures ; les voyelles fermées deviennent d'une exécution pénible, presque impossible. En quelques mots, ma voix est actuellement ce qu'elle est depuis 1848, capricieuse au plus haut degré, brillante aujourd'hui, voilée demain, pure et forte pendant une demi-heure après un repas copieux, rauque le matin, ce que j'attribue surtout à la présence d'abondantes mucosités, qui m'étouffent, si j'essaie de parler longtemps. »

Le malade se rendit aux Eaux-Bonnes vers la fin de juillet. L'examen de la gorge me fit constater les conditions suivantes : la luette, très rétractile, s'efface presque complétement, quand le malade ouvre la bouche, par la contraction des muscles palato-staphylins ; les piliers sont bourgeonnés de grosses granulations ; dans leur intervalle, on aperçoit les débris des amygdales reséquées ; tout le pharynx est couvert de granulations plates, peu saillantes, assez pâles, et du volume d'un grain de chènevis.

Un groupe granuleux existe à l'angle externe de l'œil gauche. Le malade prit d'abord les Eaux-Bonnes pendant six semaines environ, et, malgré quelques imprudences, éprouva une amélioration très notable. Sa santé générale devint excellente ; l'état de la gorge s'améliora très sensiblement, et sa voix retrouva une partie des qualités qu'elle avait perdues. Il se rendit ensuite à Luchon, où cette amélioration continua pendant quelques jours. Il y fit beaucoup d'exercice, y prit successivement

des bains d'Étigny, de Bordeu, de Richard, de la Piscine,
et but l'eau du Pré deux à trois fois par jour. Sa voix
avait gagné en netteté, en pureté, en facilité; il pouvait
chanter dans son lit le matin, chose qu'il ne faisait pas
depuis très longtemps. Mais après dix-huit jours de ce
traitement, tout à coup il sentit comme des préludes de
coryza; sa voix se voilait de nouveau, quand il essayait
de chanter, et les granulations, de pâles qu'elles étaient
aux Eaux-Bonnes, devinrent purpurines; il cessa l'usage
des Eaux, et quitta Luchon avec l'intention de se rendre
en Italie, ces phénomènes d'excitation n'étant pas encore
complétement terminés. Ils ne tardèrent pas à se dissiper
et le malade vit l'amélioration, qu'il avait éprouvée aux
Eaux-Bonnes reparaître et se développer progressivement. Il se trouva si bien qu'il renonça à son premier
projet, parcourut l'Allemagne, pendant tout l'hiver, en
y donnant des concerts; il est actuellement complétement guéri et sa magnifique voix a retrouvé toute sa
puissance et toute sa souplesse.

Réflexions. — Nous voyons chez M. H..... l'héritage
herpétique se manifester dès l'enfance; à cet âge il subit
une attaque de *faux croup*; plus tard l'angine granuleuse
se développe, favorisée, sans aucun doute, par la profession du malade. Elle disparaît ou s'efface pendant la
durée d'un rhumatisme articulaire généralisé, pour se
montrer de nouveau, après cette maladie, plus intense
et plus pénible qu'auparavant. Dans le tableau un peu
rembruni qu'il trace de sa souffrance, M. H.... exprime
bien la vivacité de l'anxiété morale qu'il éprouve, et que
le docteur Green regarde comme un des phénomènes

caractéristiques de cette affection : anxiété facile à comprendre, chez un jeune homme qui devait fonder sur son talent de chanteur de légitimes espérances de gloire et de fortune.

Des accidents dyspeptiques héréditaires viennent s'ajouter à ces symptômes, et me paraissent être encore une manifestation herpétique; j'en ai souvent constaté la coïncidence avec l'angine.

Je ferai remarquer aussi cette disposition à contracter des rhumes; cette influence également fâcheuse du froid et d'une température élevée; cette raucité de la voix plus prononcée le matin, circonstance qui me paraît surtout se reproduire dans les cas où la maladie présente une forme catarrhale bien dessinée, et donne lieu à une sécrétion muqueuse assez abondante.

Enfin le malade décrit, en termes pittoresques, les modifications que subit sa voix quand il veut chanter, cette sorte de frisement qui accompagne certains tons, ces nœuds qui gênent les vibrations de l'instrument vocal, et qui produisent surtout cet effet dans l'exécution des sons du médium. L'excision des amygdales, l'eau d'Ems en boisson (1), lui procurèrent un soulagement mo-

---

(1) Je profite de cette circonstance pour réparer une omission, que j'ai commise, lorsque j'ai parlé du traitement de l'angine glanduleuse. J'ai passé sous silence l'emploi des Eaux alcalines : leur utilité, dans certaines formes d'herpétisme, indique qu'elles peuvent quelquefois trouver leur application dans la maladie qui nous occupe. J'ai vainement cherché, dans les écrits de M. le docteur Durand Fardel sur les Eaux de Vichy, quelques renseignements sur cette question. La réputation des Eaux d'Ems, dans les affections catarrhales des voies respiratoires, met hors de doute qu'elles ont dû être administrées chez des

mentané. Les bains de mer, le repos du larynx, et l'exercice musculaire ont, comme chez le sujet de l'observation première, amené une amélioration très notable, mais passagère, neutralisée, il est vrai, par une attaque de cholérine. J'insisterai de nouveau sur l'utilité de l'exercice en plein air, dont je n'ai blâmé que les excès; maintenu dans de sages limites, je le regarde comme un élément très important du traitement; il m'a paru spécialement indiqué dans les cas où une excitation, localisée sur la muqueuse respiratoire, succède à l'usage des eaux; il détermine un mouvement vers la périphérie, une activité plus grande des fonctions de la peau, qui concourent puissammment à rétablir l'équilibre.

CINQUIÈME OBSERVATION. — *Herpétisme à formes multiples. — Traitement par les Eaux de Luchon. — Développement d'un catarrhe bronchique. — Angine glanduleuse. — Usage des Eaux-Bonnes. — Guérison.*

Madame D..., septuagénaire, est tourmentée depuis plusieurs années par des manifestations herpétiques : acné rosacea, eczéma sous-mammaire, pityriasis ca-

---

malades atteints d'angine granuleuse. Je trouve, dans la notice du docteur d'Ibell, sur ces eaux, un passage qui me paraît évidemment se rapporter à cette affection. Il y parle de leur efficacité dans les *irritations laryngiennes chroniques, qu'on observe fréquemment chez les chanteurs, les professeurs, les ecclésiastiques ; et qui sont quelquefois accompagnées de boursouflement de la muqueuse,* sans autre lésion organique (*Traité des Eaux minérales du Duché de Nassau,* par le docteur Kaula, p. 274).

pitis, bords palpébraux rouges et dépouillés de cils, etc.;
elle a de temps en temps des catarrhes bronchiques. Il
y a trois ou quatre ans, elle fut atteinte de blépharite
ciliaire herpétique, et trois ans de suite se rendit à
Luchon pour y chercher remède à cette affection. L'an
dernier, elle prit les eaux en bains et en boisson; mais
chaque fois qu'elle en buvait, dit-elle, elle toussait la
nuit suivante.

Peu de temps après avoir quitté Luchon, elle fut
affectée d'un violent catarrhe des bronches, qui suivit
d'abord une marche suraiguë et ensuite devint chronique. Dans le cours de cette maladie, sa voix s'est enrouée et voilée; plusieurs fois par jour, elle éprouvait
un sentiment de suffocation des plus pénibles, et, après
des accès d'une toux violente, rauque, éraillée, quinteuse, elle rendait des cylindres d'un mucus verdâtre,
tenace, élastique, gros comme l'extrémité du petit doigt,
longs de un à deux centimètres, qui étaient quelquefois
projetés au loin avec beaucoup de force.

Depuis quelques mois, c'est-à-dire depuis la fin de
l'hiver, la toux a considérablement diminué; l'expectoration est presque nulle, mais de temps en temps,
Mme D... éprouve encore ces accès de toux qu'elle appelle ses étranglements. L'examen de la gorge en a
provoqué un, et elle a rejeté un de ces cylindres que je
ne puis mieux comparer pour l'aspect, la couleur et la
consistance, qu'à un morceau d'asperge cuite. Peut-être
était-il moulé dans une bronche, peut-être venait-il des
ventricules du larynx; la facilité avec laquelle l'examen
de la gorge et quelques efforts nauséeux en ont pro-

voqué l'expectoration, me rendent cette dernière opinion probable.

Mme D... tousse peu, sa voix est rauque encore et comme éraillée; elle a un besoin fréquent de *hemmer*; l'exercice de la parole la fatigue et provoque une sensation pénible; le pharynx est d'un rouge framboisé, couvert de granulations, la luette est épaissie et infiltrée.

Mme D... a pris les Eaux-Bonnes en boisson et en bains; elle est partie complétement guérie. Le teint était excellent, les yeux beaucoup moins rouges; son embonpoint avait augmenté très notablement; sa voix était à peine un peu rude; elle n'avait plus ni expectoration ni accès de suffocation.

J'ai appris ces jours-ci (23 mars 1856) que la guérison s'était soutenue et que Mme D..., bien qu'habitant une localité froide et humide, avait parfaitement bien passé l'hiver.

Réflexions. — L'angine glanduleuse chez Mme D... est compliquée de catarrhe laryngo-trachéal. Je signalerai ces singulières concrétions dont j'ai observé plusieurs autres exemples. L'action des Eaux-Bonnes a été d'autant plus remarquable, chez cette malade, que son affection s'était développée après l'usage d'autres eaux sulfureuses.

SIXIÈME OBSERVATION. — *Herpétisme.* — *Douleurs rhumatoïdes.* — *Angine glanduleuse.* — *Emploi simultané des Eaux-Bonnes et des cautérisations.* — *Guérison.*

M. B..., âgé de vingt-cinq ans, d'une constitution
lymphatique, fut sujet aux rhumes jusqu'à l'âge de
quinze ans. A cette époque, il fut affecté de variole, et
cette maladie marqua une heureuse révolution dans sa
santé générale; mais depuis lors sa voix est restée un
peu rauque et couverte. Sa peau est habituellement le
siége de diverses manifestations herpétiques : un acné
abondant existe sur le dos; sa tête est couverte d'é-
cailles furfuracées (pityriasis). Depuis plusieurs années
il éprouve dans le bras gauche, au niveau de la région
deltoïdienne, un sentiment de compression douloureuse.
Au mois de mars dernier, M. B... contracta un rhume
qui a persisté; à partir de cette époque, la toux est plus
intense le soir et le matin. L'expectoration est peu
abondante ; le matin seulement il rejette de petits grumeaux semblables à de l'empois. Du reste, l'intensité
de la toux a suivi les variations atmosphériques. La respiration est un peu plus courte qu'auparavant, la voix
plus rauque et plus couverte ; il ne peut soutenir la
lecture à haute voix. Il éprouve très fréquemment le
besoin de *hemmer*. Les fonctions nutritives n'ont subi
aucune altération; l'embonpoint est développé, le teint
un peu blafard.

Le pharynx est hérissé de granulations très nombreuses

dont le volume varie depuis celui d'un pois jusqu'à celui d'un grain de chènevis ; elles sont plus volumineuses vers la partie supérieure du pharynx ; leur coloration d'un rouge vif tranche sur la pâleur des tissus voisins. La luette est un peu infiltrée. L'auscultation et la percussion ne révèlent aucune modification importante des sons et des bruits thoraciques : le murmure vésiculaire est seulement un peu plus faible, et l'expiration un peu prolongée au sommet du poumon droit.

Je soumis le malade à l'usage des Eaux-Bonnes en bains et en boisson ; il ne put en supporter plus de deux verres et demi. Je cautérisai plusieurs fois la muqueuse pharyngo-laryngienne avec une solution d'azotate d'argent.

Quand M. B... quitta les Eaux-Bonnes, son état général avait beaucoup gagné : il se sentait plus fort ; son appétit était plus développé, ses digestions étaient excellentes. L'état local n'avait subi aucune modification notable ; sous l'influence des eaux, il avait même paru un peu aggravé. J'ai appris ces jours-ci (24 août 1856) que le malade n'avait pas tardé à sentir les effets consécutifs du traitement thermal, qu'il avait passé un excellent hiver et qu'il se félicitait beaucoup de son séjour aux Eaux-Bonnes, auquel il attribuait son rétablissement.

Réflexions. — Nous voyons, dans cette observation, des manifestations herpétiques bien caractérisées, jointes à des phénomènes que j'ai appelés *rhumatoïdes.* On n'est pas autorisé, en effet, à regarder comme rhumatismales toutes les sensations douloureuses qui ont leur siége dans l'appareil musculaire. Il n'est pas démontré que l'herpétisme ne puisse avoir une part dans leur production.

Cependant, il est incontestable que le plus souvent des manifestations dartreuses et rhumatiques coïncident ou se succèdent chez le même sujet. La fréquence de cette coïncidence nous a même conduits à nous demander s'il n'existait pas, entre ces deux diathèses, quelque connexion pathogénique, cachée dans les profondeurs de l'organisme.

Je ferai remarquer cette exagération des phénomènes morbides qui s'est manifestée sous l'influence de l'excitation thermale, et qui a fait place à une complète guérison.

Septième observation. — *Herpétisme.* — *Blépharite chronique. — Angine glanduleuse.*

M. B..., âgé de quarante ans, n'a jamais eu, assure-t-il, ni dartre ni rhumatisme; cependant il avoue avoir très souvent observé des plaques rouges, prurigineuses, à la partie interne et supérieure de ses cuisses; il transpirait, autrefois, très abondamment de la tête, et ses cheveux sont tombés prématurément. Il est très sujet aux coryzas. Il y a quinze ans, il commença à souffrir d'une inflammation chronique des conjonctives palpébrales, qui persista pendant une dizaine d'années, envoyant, par intervalles, des fusées sur la conjonctive oculaire.

En même temps, se manifesta une tendance à l'enrouement, qui survenait lorsqu'il avait parlé pendant longtemps, ce que sa profession rendait souvent nécessaire. Cette disposition a été en augmentant, surtout depuis que l'affection oculaire a disparu. Depuis deux ans, l'enrouement arrive après vingt-cinq minutes d'exercice de la parole. Depuis la même époque, il a des rhumes très fréquents : ils sont en général de courte durée ; cependant, il en a contracté un cet hiver qui a persisté pendant un mois, et a été accompagné de fièvre pendant huit à dix jours. Il éprouve quelquefois, le matin, le besoin de *hemmer*, et rejette alors une petite quantité de matière grise, visqueuse, colloïde. L'examen attentif de la poitrine n'y fait découvrir aucune lésion. La luette, les piliers du voile du palais, le pharynx, sont d'un rouge vif; des vaisseaux saillants, dilatés, se dessinent sur la membrane muqueuse de ce dernier organe, qui est tapissé d'une couche de mucosités spumeuses, et parsemé de granulations arrondies, semi-pellucides, blanchâtres, grosses comme des grains de chènevis, faisant relief sur un fond réticulé; la luette, un peu allongée, infiltrée, conserve sa rétractilité; l'épiglotte est injectée, ainsi que la conjonctive palpébrale; et des groupes granuleux existent à l'angle externe des replis palpébro-oculaires.

Quand le malade arriva à Eaux-Bonnes, il était enrhumé depuis quelques jours ; ces phénomènes d'excitation tombèrent promptement, et sous l'influence des Eaux, du repos et des autres conditions du traitement thermal, l'enrouement, le *hem*, le besoin d'expectorer. qui étaient déjà devenus moins fréquents depuis le commencement du printemps, diminuèrent rapidement. Un peu de diarrhée, qui survint alors, n'empêcha pas l'amélioration de faire des progrès ; et le treizième jour du traitement, en dépit de cet accident, le malade se sentait plus de force, plus d'appétit ; la toux, le *hem* avaient cessé ; il rendait le matin un seul crachat muqueux. Le pharynx avait repris sa couleur naturelle ; on n'y apercevait plus qu'un petit nombre de saillies granuleuses, blanchâtres ; la luette était revenue à son état naturel.

Le vingt-troisième jour du traitement, je revis le malade, il éprouvait, depuis cinq à six jours, un peu d'irritation à la gorge et une sensation de chaleur au-dessus du larynx ; le pharynx était rouge, grenu ; j'engageai M. B… à se reposer, et à prendre du lait d'ânesse.

Après une seconde saison de vingt-huit jours, le malade partit dans un état satisfaisant ; il s'étonna de n'avoir pas contracté de rhume, pendant son séjour à Eaux-Bonnes, tandis qu'ailleurs il y était très sujet. Le *hem* était presque nul ; une fois par jour, au plus, il expectorait un globule muqueux, transparent, gros comme un pois ; il ne ressentait plus aucun chatouillement au larynx ; le pharynx était presque revenu à son état normal ; peut-être l'épiglotte était-elle encore légèrement injectée. Je lui conseillai de prendre du lait d'ânesse pendant trois semaines, et de ne recommencer l'exercice de ses fonctions qu'après un repos de six semaines.

Réflexions. — Cette observation témoigne de la difficulté qu'on rencontre quelquefois, même auprès des malades les plus sincères et les plus intelligents, à obtenir des renseignements exacts sur l'existence de certaines manifestations diathésiques qui leur paraissent sans importance. Ainsi, ce malade affirmait n'avoir jamais eu d'affection herpétique, et cependant une plaque dartreuse couvrait la partie interne et supérieure de ses cuisses. En outre, il avait eu pendant longtemps des sueurs de tête, et ces sueurs partielles, abondantes, comme je l'ai déjà dit, me paraissent devoir être rattachées, dans un grand nombre de cas au moins, à la même origine diathésique. Une autre circonstance, sur laquelle j'appellerai l'attention, c'est le développement rapide qu'a pris l'affection du pharynx après la guérison de la maladie oculaire. Ces phénomènes de révulsion morbide se retrouvent souvent dans l'histoire des diathèses. L'action du traitement thermal a été aussi rapide que satisfaisante.

HUITIÈME OBSERVATION. — *Herpétisme.* — *Fatigues du larynx.* — *Angine glanduleuse.*

M. L..., avocat, âgé de trente-huit ans, a dans sa famille des antécédents d'affection de poitrine; sa tête est le siége d'une éruption d'acné, et ses cheveux commencent à être très clair–semés; pendant trois ans, il a éprouvé des démangeaisons incommodes aux jambes, le soir surtout. Outre les fatigues de sa profession, qui l'obligeait à plaider trois ou quatre fois par semaine, M. L... se livrait à l'exercice du chant.

Depuis douze ans, sa voix est obscure, rauque, éraillée; dans la journée, elle est constamment voilée; mais c'est surtout le soir qu'elle s'altère, quelquefois jusqu'à l'aphonie; dans certains cas, c'est subitement,

au milieu d'un mot, que le malade est pris d'un enrouement qui cède à un mouvement de toux. Cet enrouement survient encore quand le malade a fait usage de
boissons alcooliques et de café. Il a eu cet hiver, pour la
première fois, deux affections catarrhales aiguës, dont
la première a duré six semaines et a été accompagnée
d'un léger point de côté. Depuis lors, la toux n'a jamais
cessé; elle se montre le matin surtout; une inspiration
forcée, l'action de se baisser en provoque le retour; en
ce moment elle est peu intense. L'expectoration est, en
général, peu abondante, constituée par une matière
tenace, globuleuse, jaunâtre, de *saveur* fortement sucrée et qu'il ramène par un mouvement de raclement
laryngien (*hem*). Ce besoin de hemmer est très fréquent
chez lui depuis le début des accidents, et il a augmenté
dans ces dernières années.

Depuis son enfance, M. L... a la respiration un peu
courte; ce symptôme est devenu plus prononcé l'hiver
dernier; il sent par moments un peu de douleur au-
dessous du larynx, et il accuse une gêne habituelle dans
cette région. Depuis huit mois, son oreille droite est
le siége d'une sorte de bourdonnement qui se fait entendre par intervalles dans l'oreille gauche; il éprouve
une exaltation pénible du sens de l'ouïe.

Le pharynx n'offre pas de coloration morbide; on y
observe des granulations petites et peu nombreuses.
L'épiglotte est saine. Quand j'ai vu M. L... pour la première fois, il prenait déjà les eaux depuis quinze jours.
Il avait éprouvé le septième jour un peu d'irritation à la
gorge, à la langue et au palais. Ces symptômes avaient

duré deux jours; l'expectoration, la sécrétion urinaire n'avaient subi aucune modification.

J'ai trouvé le bruit respiratoire relativement faible dans toute l'étendue du côté droit, au sommet surtout ; l'expansion thoracique est peu développée dans cette région, sans affaiblissement de la sonorité.

J'engageai M. L... à prendre des bains et des pédiluves. La dose des eaux fut portée à trois verres et quart; quelques phénomènes d'irritation gutturale, qui se manifestèrent, furent combattus par l'usage d'un gargarisme iodé.

Quand le malade quitta les eaux, la toux avait diminué, le larynx était sain, l'épiglotte pâle. Le changement survenu dans l'aspect du pharynx, pendant les dernières semaines du séjour aux eaux, pourrait faire penser que déjà la lésion glanduleuse avait subi quelque diminution, lorsque je vis ce malade le quinzième jour du traitement. Cependant, je dois le dire, une modification aussi rapide est exceptionnelle ; ce n'est, en général, qu'au bout d'un temps plus long qu'on voit les granulations glanduleuses diminuer graduellement; et quand elles sont anciennes et volumineuses, quelques semaines de traitement sont insuffisantes pour les faire disparaître. En tout cas, le peu de développement de la lésion pharyngée, l'ancienneté et l'intensité des troubles fonctionnels chez M. L..., semblent démontrer que l'altération de la voix, dans l'angine glanduleuse, ne dépend pas de la lésion du pharynx, comme le pensent quelques médecins d'une grande autorité; mais que cette lésion pharyngienne est la manifestation d'un travail morbide,

étendu sur une plus large surface, occupant simultanément le gosier et le larynx, débutant, en général, par
les parties supérieures, mais pouvant envahir d'emblée
ce dernier organe ou l'affecter plus profondément, tandis
qu'il ne fait qu'effleurer la muqueuse pharyngienne.

Cette saveur sucrée des crachats est assez exceptionnelle pour que je regrette de n'avoir pas examiné les
urines et dirigé mon attention sur la possibilité d'une
affection diabétique.

Une faiblesse relative du bruit respiratoire, perçue
dans tout un côté, et sans modification de la sonorité, ne
me paraît avoir ici aucune signification fâcheuse. Si les
accidents laryngés avaient été l'expression sympathique
d'un foyer d'irritation situé dans le parenchyme pulmonaire, comme il n'est pas rare de l'observer, cette dernière affection, après douze ans de durée, se fut révélée
par des signes qui n'eussent laissé aucun doute sur son
existence. D'ailleurs la diminution du murmure vésiculaire est souvent un phénomène passager, et qui peut
dépendre de causes très diverses.

NEUVIÈME OBSERVATION. — *Herpétisme.* — *Angine granuleuse.* — *Excision de la luette.* — *Cautérisation.* —
Usage des Eaux-Bonnes. — *Guérison.*

Voici une observation dans laquelle le malade a été
guéri sous l'influence combinée des cautérisations et des
Eaux-Bonnes prises loin de leur source. M. le comte de
B... avait été tourmenté depuis longtemps par une
affection herpétique qui occupait les membres et prin-

cipalement les jambes, et pour laquelle il réclama les soins d'un médecin. Des moyens topiques firent disparaître cette dartre; mais peu de temps après, à la suite d'un refroidissement (c'était au milieu de l'été), M. de B... fut pris d'un rhume qui persista opiniâtrément jusqu'au moment où il vint me consulter à Paris, sept mois après le début des accidents. Le malade a trente-huit ans environ, il est fort, trapu, pléthorique; sa figure est injectée ainsi que ses paupières; leur bord libre est le siége d'une affection pityriasique, qui occupe en même temps le cuir chevelu et s'y mêle à des pustules d'acné qu'on retrouve plus abondantes sur la face et le dos; il éprouve un sentiment presque continuel de chatouillement à la gorge; il *hemme* très souvent, sa voix est enrouée; le soir surtout elle semble s'éteindre par intervalles; la toux est fréquente, bruyante, par quintes accompagnées quelquefois de dyspnée ou même d'un sentiment de suffocation très pénible. Le pharynx est hérissé de granulations *écarlates* volumineuses; l'isthme du gosier est le siége d'une rougeur très vive; la voûte et le voile du palais présentent un aspect grenu; la luette grossie, pendante, rouge, infiltrée, se replie sur la base de la langue et y produit un chatouillement incommode. Le malade ne s'était astreint à aucun régime, fumait beaucoup et bravait toutes les intempéries de la saison.

Quelques calmants ayant été d'abord employés sans succès, je proposai au malade la cautérisation avec une solution d'azotate d'argent. Cette opération lui fut pratiquée six ou huit fois; la luette fut cautérisée vigoureusement avec un crayon de pierre infernale; mais n'obtenant qu'un résultat incomplet, je me décidai à l'exciser. Je fis ensuite prendre au malade des Eaux-Bonnes coupées avec du lait, et je lui conseillai l'usage d'un gargarisme renfermant de la teinture d'iode.

Le malade guérit complétement sous l'influence de cette médication. Je l'ai vu plusieurs fois l'hiver suivant, et il n'avait pas eu à se plaindre du retour de son ancienne affection.

DIXIÈME OBSERVATION. — *Suppression d'un flux hémorrhoïdal habituel.*—*Herpétisme.* — *Angine granuleuse.*

M. B..., âgé de soixante-cinq ans, d'une complexion pléthorique, avait, pendant treize ans, été sujet à un flux hémorrhoïdal qui s'est supprimé depuis dix-huit mois; depuis lors, voix rauque, *hem*; il expectore, sans toux, quelques crachats le matin. Une affection psoriasique s'est développée sur les jambes depuis quinze mois. Il ressent quelquefois des *douleurs épigastriques*, sa respiration est devenue haletante, il a beaucoup d'oppression; son abdomen a pris un développement considérable. Il est tourmenté par de fréquents vertiges et a l'habitude de se faire saigner trois ou quatre fois par an. Ce malade fait du tabac à priser un usage immodéré. Il fait intervenir des émotions morales parmi les causes des accidents qu'il éprouve.

Le murmure vésiculaire est rude à la base des deux poumons; la pointe du cœur bat plus en dehors que de coutume, ses bruits sont très sourds. Les paupières sont un peu injectées. Le pharynx est très granuleux; le voile du palais et la voûte palatine, en arrière, sont couverts de granulations rouges, miliaires ; des mucosités saupoudrées de tabac tapissent l'arrière-gorge ; la luette est petite, rétractile; toutes les parties qui forment l'isthme du gosier paraissent épaissies.

Le malade, d'après mes conseils, ne prisa que rarement; je lui fis boire les eaux à doses très modérées d'abord, et lui prescrivis en même temps des bains de pieds pour combattre cette disposition congestive et vertigineuse qu'il présentait à son arrivée. A la fin du traitement le pharynx était presque sain, le malade n'éprouvait plus d'oppression, ne toussait presque plus et ne crachait pas; les fonctions digestives s'accomplissaient de la manière la plus normale ; la voix restait encore un peu rude.

Réflexions. — Cette observation nous présente l'angine glanduleuse sous sa forme la plus commune. Je ferai remarquer la coïncidence des premières manifestations herpétiques avec la suppression d'un flux hémorrhoïdal. Quelques mois après, les symptômes de l'angine apparaissent. L'usage des Eaux-Bonnes, l'abstention du tabac à priser amènent une modification aussi heureuse que rapide.

Onzième observation. — *Herpétisme, affection utérine, angine.*

Une femme, très sujette à des accidents dyspeptiques, tourmentée de temps en temps par des affections herpétiques prurigineuses, très intenses et très opiniâtres, éprouva pendant plusieurs mois des douleurs lombo-pelviennes, qui retentissaient dans l'utérus. En examinant cet organe, je trouvai le méat environné d'une couronne de ces petites saillies jaunes arrondies, que j'ai nommées acné du col, et dont l'incision donne issue à un corps globuleux, ayant la consistance et l'aspect du corps vitré, contenu dans une cavité folliculaire dilatée, et offrant à la surface une tache jaune opaque, lenticulaire, qui correspond à l'orifice du follicule. J'ouvris chacune de ces petites tumeurs, et depuis ce moment les douleurs cessèrent. Avant et depuis cette affection, cette femme se plaignait souvent de sécheresse et de douleur à la gorge, accompagnées d'enrouement. Elle vint me consulter le 16 mai, pour des accidents de cette espèce : sa voix était voilée; elle éprouvait un besoin fréquent de *hemmer*. Sa face était couverte de pityriasis ; les bords palpébraux rouges et injectés ; le pharynx et les piliers postérieurs étaient d'un rouge purpurin, luisant, sec, grenu, chagriné, présentant une multitude de petites saillies, grosses comme des têtes d'épingles, mais sur les côtés et intérieurement, on en aperçoit qui ont le volume d'un gros grain de chènevis. Je lui conseillai de boire de l'infusion de saponaire, d'employer, en gargarismes et en aspirations par le nez, une légère infusion d'aconit coupée avec du lait, qui serait remplacée par de l'Eau-Bonne, quand les phénomènes d'irritation auraient diminué. Je prescrivis, en même temps, trois bains par semaine avec 20 grammes de polysulfure de sodium, des lotions sulfureuses quotidiennes sur la face, qui, dans l'intervalle de ces lotions, devait être saupoudrée avec de la poudre d'amidon camphrée. J'ai cité cette observation parce qu'elle montre une succession de phénomènes morbides qui me paraissent des manifestations d'un même principe : acné du col, pityriasis, angine, sont pour moi des rejetons d'une même racine.

DOUZIÈME OBSERVATION. — *Héritage arthritique. Herpétisme. Douleurs rhumatoïdes. Dyspepsie. Angine granuleuse. Guérison par les Eaux-Bonnes.*

M. Z..., né d'un père goutteux, est sujet depuis son enfance à des affections herpétiques ; éruption d'acné permanente, alopécie, injection de la conjonctive palpébrale, sensibilité morbide de l'œil : tels sont les phénomènes qui révèlent actuellement cette disposition diathésique. M. Z... a des varices et des hémorrhoïdes ; il est tourmenté de temps en temps par des accidents *dyspeptiques* et par des *douleurs rhumatismales* qui ont précédé l'invasion de l'affection actuelle.

Celle-ci, dont l'origine remonte à six semaines, est caractérisée par une toux opiniâtre, sans expectoration, accompagnée d'oppression et d'une sensation de chatouillement le long de la trachée. La voix est, par moments, enrouée ; M. Z... éprouve un fréquent besoin de produire une sorte de raclement laryngé (*hem*) ou de faire une expiration forcée. Depuis la même époque, il ne peut chanter, surtout dans les notes basses.

La luette est tuméfiée, rouge ; les piliers palatins sont injectés ; le pharynx est hérissé de granulations pisiformes, et recouvert d'une couche de mucus spumeux.

M. Z.... prenait les eaux depuis quinze jours quand il réclama mes avis (août 1855); je lui conseillai d'ajouter à leur emploi l'usage d'un gargarisme iodé.

L'amélioration fut très marquée et très rapide; la luette revint promptement à un état presque normal; les granulations diminuèrent beaucoup; la sécrétion morbide qui tapissait le pharynx disparut; la voix devint meilleure.

La dose des Eaux fut portée à quatre verres; le malade se trouvait bien. Après cinq semaines environ de traitement, la voix était revenue, le pharynx conservait un peu de rougeur. Comme M. Z.... éprouvait encore quelques douleurs rhumatoïdes et une sensibilité morbide de la peau des jambes, je l'envoyai à Luchon, lui recommandant de ne pas en boire les eaux. Mon conseil ne fut pas suivi ; il but trois ou quatre verres d'eau du Pré, et revint me trouver à Eaux-Bonnes avec une excitation, et un retour de tous les accidents primitifs, que je dus combattre par des émollients et des calmants; je lui conseillai le lait d'ânesse, le silence et le séjour à la campagne. Ces accidents se calmèrent, et M. Z... passa l'hiver à Paris, sans s'astreindre à aucune précaution ni à aucun régime : néanmoins sa guérison ne se démentit pas ; il ne conserva d'autre vestige de sa maladie qu'un besoin de *hemmer*, de temps à autre, et une disposition à ce qu'il appelle des *chats dans la gorge*.

Cependant l'affection catarrhale, qui avait abandonné la gorge et le larynx, s'est maintenue dans les fosses nasales; M. Z... a un coryza presque continuel; et, autant pour combattre ce dernier symptôme, que pour consolider son rétablissement, il est revenu cette année (1856) aux Eaux-Bonnes. Son pharynx présentait encore un petit nombre de granulations, il se plaignait toujours de douleurs rhumatoïdes erratiques. Je l'ai soumis à l'usage des eaux en boisson, bains, gargarismes et injections par le nez : ce traitement a produit de bons résultats. Pour le prémunir contre l'impression des variations atmosphériques, auxquelles il attribuait le retour des douleurs et du coryza, je lui ai conseillé de se rendre à Cauterets où il prendra des douches chaudes d'abord, puis alternativement chaudes et froides (douches jumelles).

Réflexions. — La maladie de M. Z... est un exemple d'angine glanduleuse subaiguë. Il est probable cependant, d'après le développement des lésions et la persistance du coryza, que l'origine de cette affection n'était pas aussi récente que le malade le supposait; ce besoin de *hemmer*, qui a survécu aux autres symptômes, avait dû en précéder le développement, et le volume des granulations semblait témoigner de leur ancienneté. J'ai souligné dans l'observation ces phénomènes : dyspepsie, douleurs rhumatismales, que nous retrouvons presque toujours en connexion avec les manifestations dartreuses. Je ferai remarquer encore la présence de varices et d'hémorrhoïdes chez M. Z..., comme venant à l'appui de l'opinion de M. Fontan. (Voyez l'introduction.)

TREIZIÈME OBSERVATION. — *Douleurs rhumatismales. — Dermalgie. — Manifestations herpétiques. — Angine glanduleuse.*

M. F... n'avait éprouvé d'autres troubles dans sa santé que quelques douleurs rhumatismales et une sensibilité morbide des téguments de la tête. Il était sujet à des éruptions d'acné et était devenu chauve de très bonne heure. Il y a un an, ayant été soumis à un refroidissement, il contracta un rhume : depuis lors, il n'a pas cessé de tousser d'une toux sèche, sans expectoration. Il est tourmenté par des coryzas presque continuels ; il éprouve très souvent le besoin de *hemmer* ; sa voix se couvre et se voile par intervalles. Depuis le début de ces accidents, il a maigri, ses forces ont décliné ; l'usage du vin de quinquina et des bains sulfureux les ont un peu relevées. Cependant la persistance des accidents le décida à venir aux Eaux-Bonnes. La voûte et le voile du palais sont injectés ; la luette est pendante, infiltrée, comme verruqueuse, d'une couleur rouge foncé, un peu vineuse ; le pharynx présente la même coloration ; la membrane muqueuse qui tapisse ces parties est parsemée de petites saillies jaunâtres, entourées d'une aréole d'un rouge vif. On en aperçoit quelques-unes sur les piliers palatins ; l'épiglotte est rouge et grenue.

Je lui prescrivis, pour commencer, trois quarts de verre d'Eau-Bonne en trois doses, et un pédiluve d'eau minérale tous les deux jours. Les doses furent progressivement augmentées, et, après trois ou quatre jours, je lui conseillai les bains du Clot aux Eaux-Chaudes. Il prit, par erreur, les bains de l'Esquirette, qui n'ont que 27 degrés Réaumur; il y eut froid, et cette imprudence fut suivie d'une exacerbation de la toux, qui devint très fréquente, accompagnée de fièvre, de sueurs copieuses, avec expectoration abondante, épaisse, visqueuse. Pour modérer ces accidents, je lui ordonnai trois fois par jour une des pilules :

> Lactucarium. . . . . 2 grammes.
> Extrait de jusquiame. . . . . 0,50 centigrammes.
> **Faites vingt pilules.**

La toux se calma; elle avait complétement cessé quand M. F... quitta les Eaux-Bonnes; l'expectoration était presque nulle; il n'éprouvait plus le besoin de *hemmer*. Ses forces étaient revenues; son facies était excellent; suivant son expression, il se sentait très bien; à peine apercevait-on sur son pharynx quelques points jaunes, un peu saillants.

J'ai revu M. F... aux Eaux-Bonnes l'année suivante; il y venait, comme il disait, par reconnaissance. Son hiver s'était très bien passé; il avait pris de l'embonpoint et jouissait d'une bonne santé.

Réflexions. — Encore une observation où le rhumatisme et l'herpétisme se trouvent réunis. Le premier est exprimé par des douleurs musculaires et une dermalgie crânienne. Chez ce malade, les phénomènes généraux, l'amaigrissement, la perte des forces, pouvaient faire craindre qu'une affection grave du poumon ne se cachât, ou du moins ne se préparât sous les symptômes de l'augine. L'événement a prouvé que ces craintes étaient sans fondement. L'action des Eaux-Bonnes a été décisive, et cette exacerbation, causée par un refroidissement, n'exerça aucune influence fâcheuse sur le résultat de la cure.

QUATORZIÈME OBSERVATION. — *Angine glanduleuse datant d'une année. — Herpétisme. — Blépharite granuleuse, excitée par les Eaux-Bonnes. — Congestion hémor-rhoïdale. — Guérison.*

M. L… est sujet à la migraine, il a des hémorrhoïdes et ressent des démangeaisons à l'anus; sur sa poitrine et sur sa tête on observe du pityriasis; il s'enrhume tous les hivers; dans l'intervalle, il *hemme* fréquemment, sent un chatouillement presque continuel dans la région hyoïdienne, et tousse par intervalles d'une toux sèche laryngée; le matin, il expectore quelques crachats blancs et visqueux. Sa voix se couvre et s'enroue souvent, surtout quand il a parlé quelque temps. Il éprouve quelquefois de l'oppression. Ses forces ont diminué; il *transpire presque toutes les nuits.* Sa vue est délicate, ses paupières sont granuleuses. Son pharynx est également parsemé de nombreuses granulations. L'auscultation et la percussion ne font rien découvrir dans sa poitrine.

Venu aux Eaux-Bonnes, il commença par en boire trois quarts de verre.

Quelques jours après, il éprouva, pendant la nuit, de l'excitation fébrile, ce qu'il attribua à l'état orageux de l'atmosphère, disant que, dans les mêmes conditions, ce phénomène s'était souvent produit chez lui. Le prurit anal avait augmenté au point de devenir incommode; en revanche le chatouillement laryngien et le *hem* avaient diminué.

Je lui prescrivis des onctions sur l'anus avec la pommade :

Cold-cream..............	30 gram.
Calomel à la vapeur.........	0,50 centigr.
Extrait de belladone. — d'aconit . . . } ââ	0,25 centigr.

Le soir, il devait boire une tasse d'infusion de tilleul avec quinze gouttes d'eau distillée de laurier-cerise.

Sous l'influence de ces moyens, l'excitation s'apaisa. les démangeaisons se calmèrent, le *hem* et l'expectoration ne tardèrent pas à diminuer; la voix devint plus forte et plus nette; l'état général s'améliora. Le malade se sentait, suivant son expression, plus d'énergie vitale. Il remarquait seulement que, le jour où il augmentait sa dose d'Eaux-Bonnes, il éprouvait un peu de lassitude et comme d'enivrement.

Je lui conseillai quelques bains d'eau minérale et le fis arriver graduellement à boire trois verres et demi.

Après vingt jours de traitement, l'amélioration est des plus marquées, son embonpoint a très notablement augmenté; il se sent beaucoup plus de force, quoique la marche le fatigue encore un peu. Les sueurs nocturnes ont cessé; la voix est infiniment meilleure; il ne tousse plus. Par moments encore il éprouve quelques chatouillements à la base de la langue, et la pression exercée sur l'espace thyro-hyoïdien provoque un peu de hem; les paupières sont le siége de démangeaisons.

Les granulations pharyngiennes ont disparu; l'épiglotte présente une coloration normale, la luette reste pendante et infiltrée.

M. L... éprouve depuis quelques jours une douleur dans les lombes; les hémorrhoïdes sont tuméfiées, douloureuses, cependant elles ne fluent pas. Depuis l'usage des eaux, ses urines sont plus claires et plus abondantes.

Réflexions. — Il n'est pas rare d'observer des congestions hémorrhoïdales chez les sujets soumis à la médication sulfureuse. La douleur lombaire accusée par le malade s'y rattache probablement. Je ferai remarquer encore l'existence simultanée de granulations pharyngiennes et de granulations palpébrales, circonstance que j'ai notée très fréquemment. Sous l'influence des Eaux-Bonnes, la saillie des glandules du pharynx s'est effacée promptement; l'oppression, la toux, le *hem* ont cessé; la voix est devenue infiniment meilleure. La blépharite herpétique a paru excitée, comme il arrive souvent; les paupières sont devenues prurigineuses. En même temps les phénomènes généraux, qui ne semblaient pas en proportion avec la lésion locale, la faiblesse générale, les sueurs nocturnes, l'excitabilité morbide du système nerveux, ont subi une modification heureuse et rapide.

Quinzième observation. — *Accidents syphilitiques, puis dartreux. — Douleurs rhumatoïdes. — Angine glanduleuse avec coryza postérieur.*

L'observation suivante est un exemple intéressant de cette forme d'angine dans laquelle la face supérieure du voile palatin , ainsi que la partie postérieure des fosses nasales, paraissent être le siége principal de la lésion et le point de départ des symptômes qui donnent à cette variété d'angine glanduleuse une physionomie toute spéciale.

M. R..., âgé de trente ans, contracta, il y a dix ans, un chancre ; il subit un traitement mercuriel. Un an après, sans l'intervention d'aucune contagion nouvelle, parut une ulcération sur le gland ; il la soumit à l'examen d'un médecin qui la déclara de nature syphilitique et prescrivit de nouveau le mercure. Dans le désir d'extirper radicalement un mal dont il s'était déjà cru une première fois délivré, M. R... exagéra les doses du médicament et arriva promptement à saliver.

Quatre ans plus tard, le nez devint le siége d'une affection herpétiforme, rongeante, dans laquelle un médecin habile crut reconnaître les caractères d'une syphilide, et qui coïncidait avec un gonflement spécifique de la deuxième articulation chondro-costale du côté gauche. On ordonna quelques pilules mercurielles, puis l'iodure de potassium, et ces lésions disparurent. Une cicatrice irrégulière, blanchâtre, marque encore aujourd'hui la place de l'ulcération nasale. Quelque temps après, une éruption d'apparence dartreuse se montra sur la figure ; celle-là résista à l'emploi de l'io-

dure de potassium et céda à l'usage du rob de Laffec-
teur et à des applications faites avec une solution d'azotate d'argent. Depuis lors ces accidents n'ont pas reparu,
mais le malade a conservé une disposition rhumatique
ou rhumatoïde, manifestée par des douleurs erratiques
dans l'appareil locomoteur. Marié il y a un an, M. R...
est père d'un enfant sain.

Au mois de janvier dernier (1855), il éprouva un
sentiment de malaise et de faiblesse générale; le soir, re-
venaient des mouvements fébriles, précédés de *frisson-
nements* et suivis de sueurs. Ses nuits étaient agitées; il
souffrait en même temps d'une névralgie faciale qui paraissait avoir pour point de départ une carie dentaire.
Ces symptômes durèrent trois semaines; la fièvre céda
au quinquina, et il s'en croyait complétement guéri,
quand au commencement de juin, il en subit quelques
nouvelles atteintes.

C'est du mois de janvier également que date le début
de la maladie qui l'amène aux Eaux-Bonnes; elle est
caractérisée par une sensation incommode de gêne et
d'obstruction dans le gosier, et un besoin continuel de
hemmer, de renifler, de ramener dans la bouche, avec
une sorte de rugissement guttural, des crachats visqueux,
blancs, spumeux, qu'il expulse au dehors. A peine s'en
est-il débarrassé, que la même sensation provoque irré-
sistiblement les mêmes efforts et une nouvelle expectoration Pendant le repas, ces symptômes s'exaspèrent et
deviennent une cause de dégoût pour tous ceux qui entourent ce malade. A ces phénomènes s'ajoutèrent, il y
a quelques semaines, des accidents gastralgiques et dys-

peptiques, qui furent avantageusement combattus par l'iodure de fer.

L'affection gutturale persista, et depuis cinq mois elle a résisté à toutes les médications auxquelles M. R... s'est soumis. En désespoir de cause, il vint aux Eaux-Bonnes, et se présenta à moi le 19 juin.

Son facies est bon; cependant son teint est un peu blafard, et sa physionomie exprime la tristesse et l'inquiétude; son embonpoint est assez développé; son pouls bat quatre-vingt-quatre fois par minute, sans chaleur anormale de la peau. Dans la région carotidienne gauche, on entend un murmure continu, obscur et grave. Sur la voûte et le voile du palais, on aperçoit une multitude de petites saillies semblables à des œufs de poisson. Le pharynx est parsemé de granulations plus volumineuses; l'une d'elles est couverte d'un petit grumeau muqueux, qui semble sortir d'un orifice glanduleux. La luette est tortueuse, grenue, allongée. L'appétit est capricieux; les digestions sont lentes.

Le malade *hemme* sans cesse; la toux est fréquente, principalement après les repas, et le matin au réveil; l'auscultation et la percussion constatent l'intégrité des organes respiratoires.

Ayant remarqué chez ce malade des manifestations herpétiques, et pensant que les amers répondaient d'ailleurs à l'état des fonctions digestives, je lui conseillai de boire aux repas de l'infusion de saponaire. Les Eaux-Bonnes furent prescrites à la dose de trois quarts de verre; le malade devait se gargariser, en outre, avec l'eau minérale et en aspirer par le nez.

Les premiers jours, M. R... ressentit un peu de céphal-algie et eut quelques épistaxis ; le crachotement aug-mentait momentanément après les aspirations d'eau mi-nérale par le nez. Cependant l'appétit ne tarda pas à se développer. La dose des eaux fut graduellement aug-mentée ; et sous l'influence de cette médication, le be-soin de cracher diminua chaque jour. Bientôt il ne se fit plus guère sentir qu'après les aspirations nasales. Le malade se croyait guéri ; mais quand il eut dépassé la dose de deux verres, les accidents reparurent. Je dimi-nuai cette dose ; des cautérisations avec une solution d'azotate d'argent furent pratiquées sur le pharynx, sans résultat immédiat.

Quand le malade quitta les Eaux-Bonnes, après vingt-sept jours de traitement, les organes digestifs fonction-naient de la manière la plus satisfaisante ; les forces avaient augmenté, le teint était plus animé. Le *hem* et la toux avaient cessé, mais le crachotement persistait, moindre cependant qu'avant le traitement thermal. Je conseillai l'usage des résineux à l'intérieur et des gar-garismes iodés. J'ignore si M. R... s'est conformé à mes avis ; mais j'ai appris avec satisfaction, d'un de ses compatriotes, que, quelque temps après son retour des Eaux-Bonnes, il avait retrouvé la santé, et que sa gué-rison ne s'était pas démentie depuis cette époque.

Réflexions. — Ce sont bien les symptômes assignés par le docteur Green à l'inflammation des glandules nasales, et que j'ai cru pouvoir attribuer également à l'affection granuleuse du voile du palais et de la partie supérieure du pharynx. J'en ai rencontré depuis plusieurs exemples chez des sujets dartreux, affectés de coryzas chroniques qui s'exaspéraient et envoyaient des fusées inflammatoires sur le pharynx et jusque sur le larynx, sous l'influence des moindres variations atmosphériques et du plus léger refroidissement. Dans ce cas, les injections par le nez sont particulièrement indiquées et concourent puissamment à la guérison.

Seizième observation.—*Kératite.*— *Blépharite.*—*Chute dans la neige; laryngite aiguë qui passe à l'état chronique. — Traitement par les Eaux-Bonnes.*

M. N... est âgé de quarante ans; il a été sujet aux ophthalmies dans son enfance; pendant de longues années, il fut tourmenté par une kératite dont il ne guérit qu'à l'âge de vingt ans. Depuis sa dixième année, ses paupières sont le siége d'une inflammation chronique; ses bords palpébraux sont souvent agglutinés le matin.

Il y a sept ans, traversant une gorge de montagnes, M. N... tomba dans la neige, et y demeura quelque temps enseveli; quand on le retira, on le frictionna énergiquement avec de la neige, avant de le transporter dans une atmosphère chaude; tous les soins qu'on lui donna n'empêchèrent pas qu'il ne fît une maladie grave, qui fut désignée sous le nom de *congestion pulmonaire* avec *laryngite.* Il garda le lit pendant un mois. Depuis lors sa voix est profondément altérée et s'éteint complétement par intervalles, principalement sous l'influence des temps humides, de l'exercice prolongé de la parole, ou même des excès de travail intellectuel. A partir de cette époque, il lui a été impossible de chanter. Cette affection apportait dans son existence un trouble d'autant plus grand que, par sa profession, il était obligé à parler beaucoup et quelquefois même à passer des nuits ; depuis deux ans il a dû y renoncer complétement.

Il *hemme* très fréquemment. Il expectore plusieurs fois par jour, le matin surtout, à la suite d'accès de toux et de suffocation, des mucosités assez abondantes, visqueuses ; quelquefois verdâtres, tenaces, cylindriques, ressemblant à des morceaux d'asperge cuite, et projetées au loin, avec force ; d'autres fois ce sont des concrétions plus consistantes encore, grisâtres, ressemblant à des grains de riz, laissant dans la bouche une saveur amère. Pendant trois mois les matières expectorées ont présenté ce caractère. Ces concrétions sont quelquefois rejetées seules, d'autres fois elles sont précédées ou suivies de pituites spumeuses. En dehors de ces accès il tousse peu, et n'a pas d'oppression.

M. N... vint me consulter aux Eaux-Bonnes le 10 juillet 1855. La moitié antérieure de la voûte palatine, l'isthme du gosier, sont d'un rouge frambroisé et finement grenus. La luette est allongée, granuleuse. Sur le pharynx existent des granulations qui n'offrent pas un très grand développement ; mais la membrane muqueuse présente une teinte érythémateuse générale, sur laquelle se dessinent des vaisseaux dilatés, et qui est cachée en partie par une couche de mucus mousseux. La poitrine est saine ; les fonctions digestives s'accomplissent d'une manière parfaitement régulière ; le sommeil est calme ; la nutrition n'a pas souffert. Je soumis ce malade à l'usage des Eaux-Bonnes, en boisson et en gargarismes; l'insuffisance de nos bains m'engagea à l'envoyer aux Eaux-Chaudes prendre ceux du Clot. Deux fois je cautérisai la luette avec un crayon d'azotate d'argent; cette petite opération fut suivie d'une amélioration notable dans l'état du malade, qui depuis lors n'a pas cessé de faire des progrès.

M. N... quitte les Pyrénées le 9 août, après avoir bu quatre-vingt-dix verres d'Eau-Bonne, et pris quinze bains du Clot. Il n'a plus ni toux, ni *hem*, ni oppression, même dans les conditions de froid et d'humidité qui en provoquaient constamment autrefois. Depuis dix-huit jours il n'a pas eu d'expectoration. Il éprouve, dit-il, un sentiment de bien-être et de dilatation des voies aériennes.

La luette est moins pendante, mais encore volumineuse et infiltrée. La muqueuse de l'isthme, du voile du palais et du pharynx offre une rougeur uniforme, sans granulations bien prononcées.

M. N... doit reprendre les Eaux-Bonnes à l'entrée de l'hiver et du printemps; dans l'intervalle il boira de l'eau de goudron édulcorée avec du sirop de tolu. Il se placera au milieu de conditions hygiéniques favorables, et tout fait espérer pour lui une complète guérison.

Réflexions. — Cette observation offre d'assez nombreux traits de ressemblance avec l'observation cinquième. Nous y retrouvons des concrétions verdâtres, chassées avec une violence extrême, après des accès de toux et de suffocation. Chez M. N... la maladie était beaucoup plus ancienne, elle datait de sept ans. Une cause extérieure, un refroidissement, en avait été le point de départ; mais l'opiniâtreté des phénomènes morbides, la persistance d'autres manifestations inflammatoires, de cette kératite qui avait occupé toute l'enfance et la première jeunesse, de cette blépharite qui durait depuis trente ans, ne me laissent pas mettre en doute l'existence, chez ce malade, d'une condition diathésique, derrière ces différentes manifestations. L'efficacité du traitement n'a pas été moins remarquable que chez la malade du n° 5. La cautérisation de la luette a semblé le signal de cette heureuse modification ; ce que j'ai dit (page 160) doit peut-être trouver ici son application. Je n'émets cette assertion qu'avec une extrême réserve, connaissant toutes les illusions du *cum hoc, ergo propter hoc*, dans l'appréciation des moyens thérapeutiques.

DIX-SEPTIÈME OBSERVATION. — *Antécédents goutteux.* — *Affections herpétiques.* —*Dyspepsie, hypochondrie.*— *Laryngite.* — *Angine granuleuse.* — *Hémoptysie.* — *Voyage aux Eaux-Bonnes.* — *Amélioration.*

M. T..., ingénieur, âgé de quarante-cinq ans, est né d'un père goutteux. Pendant les premières années de sa vie, il fut atteint de convulsions violentes, attribuées au travail de la dentition, et alternant parfois avec des accidents gastro-intestinaux; en outre, une affection herpétique se développa sur la tête et persista jusqu'à l'âge de quatorze ans. Depuis cette époque, sa santé fut généralement assez bonne; mais sa constitution resta délicate.

Vers l'âge de vingt ans, des accidents dyspeptiques

se manifestèrent : le sommeil se troubla, les forces diminuèrent. M. T... se livrait alors avec ardeur à des travaux sédentaires, et cet état maladif s'aggrava progressivement. On lui conseilla une médication tonique et l'usage des bains de mer, qui ne lui apportèrent aucun soulagement.

D'après les avis d'un autre médecin, M. T... eut recours à un régime doux, fit usage de lait d'ânesse, s'abandonna quelque temps au repos, et les accidents se calmèrent.

Plusieurs années s'écoulèrent dans un état de santé passable. En 1841, une laryngite se déclara, sans fièvre ; elle fut combattue d'abord par les émollients, puis par les eaux de Cauterets, sans grand résultat. Après quelques mois de souffrances, un ecthyma parut sur le cou et persista pendant neuf mois. Le malade fit un second voyage à Cauterets ; l'usage de ces eaux améliora son état, sans lui apporter une guérison complète ; et, pendant plusieurs années, il passa par une succession de coryzas, de laryngites, de bronchites, qui se développaient principalement quand il avait été forcé de rester quelque temps au milieu d'une réunion nombreuse, ou quand il s'était livré à un travail fatigant.

En 1845, cette disposition morbide se fixa sur le tube digestif, donna lieu à des douleurs et à une sensibilité très vive de l'abdomen avec tension et empâtement des intestins. Le malade était tourmenté par une constipation opiniâtre ; il avait perdu le sommeil. Jamais aucun mouvement fébrile ne s'ajouta à ces symptômes. Cependant des notabilités chirurgicales, consultées à cette époque, déclarèrent qu'il y avait gastro-entérite, et firent appliquer sur le ventre quatre cautères qui n'apportèrent aucun soulagement.

En 1850, cette affection, comme le dit le malade, parut s'*user*, plutôt qu'elle ne fut notablement amendée par les traitements mis en usage. Mais bientôt la gorge ne tarda pas à être affectée de nouveau, malgré un silence presque absolu et l'absence de tout travail. Cet état se prolongea jusque vers la fin d'octobre 1854. M. T... était alors à la campagne, sous un climat chaud et sec; se trouvant mieux, il se livra à l'exercice de l'équitation, et se laissa entraîner à quelques écarts de régime. Un jour, ayant fait une longue course à cheval, par une chaleur accablante et au milieu d'une abondante poussière, il eut une hémoptysie qui dura environ quarante-huit heures. A peine fut-elle accompagnée d'une légère excitation fébrile. La quantité de sang expectoré ne dépassa pas un verre. Alarmé de cet accident, M. T... fit venir un médecin qui, après avoir examiné attentivement la poitrine, déclara qu'il n'y trouvait aucune lésion. Quinze jours après, M. le professeur Chomel répéta au malade les mêmes assurances. Depuis lors, le crachement de sang n'a pas reparu et la poitrine a toujours été bonne.

L'hiver suivant, il y eut une exacerbation des symptômes de la laryngite, avec des douleurs vives. une toux gutturale opiniâtre, très pénible, quelquefois accompagnée de fièvre. M. le professeur Chomel, ayant constaté un état granuleux du pharynx lié à une diathèse herpétique, conseilla à M. T... un voyage aux Eaux-Bonnes.

L'examen le plus scrupuleux de la poitrine ne me fait constater chez M. T... aucune lésion pulmonaire. Le pharynx, le voile du palais, la luette, présentent une coloration d'un rouge framboisé, et sont parsemés de granulations. Des vaisseaux variqueux volumineux font relief sur la membrane muqueuse. La toux a diminué; la voix reste toujours un peu couverte et se fatigue facilement; le malade éprouve un chatouillement au larynx et un besoin fréquent de *hemmer.* Il expectore, par intervalles, quelques crachats colloïdes. M. T... est vivement préoccupé de sa santé; son facies, la vivacité avec laquelle il parle de ses souffrances, la mobilité de ses impressions, son teint jaune, bilieux, tout dénote chez lui une disposition hypochondriaque très prononcée. Il prit les Eaux-Bonnes à doses modérées pour ménager ses organes digestifs, et il en éprouva un notable soulagement.

En 1856, M. T... revint aux Eaux-Bonnes; son hiver s'était bien passé; il souffrait encore du larynx par intervalles, mais l'état de cet organe s'était notablement amélioré, et son facies exprimait une modification profonde dans l'ensemble de sa santé; les granulations et l'injection pharyngiennes étaient considérablement amoindries.

Réflexions. — Nous remarquons dans ce fait une succession de phénomènes morbides, qui ne permettent pas de méconnaître une influence diathésique.

L'héritage arthritique semble s'exprimer ici, comme Lorry disait l'avoir observé, par l'herpétisme et par l'hypochondrie, dont l'excitabilité exagérée du système

nerveux constitue un des symptômes. Les différentes
manifestations morbides se succèdent presque sans interruption ; la peau, le larynx, le pharynx, la trachée,
l'intestin en sont alternativement ou simultanément le
siége. Au moment où le traitement thermal vient d'atténuer les symptômes de la laryngite, éclate un ecthyma
rebelle qui semble révéler la nature herpétique de l'affection qui l'a précédé. Cette prétendue gastro-entérite,
apyrétique, caractérisée par de la douleur et de la
constipation, est évidemment un rejeton de la même
racine.

La constipation est très commune dans l'hypochondrie ; suivant M. le docteur Fontan, elle serait très souvent un symptôme de l'herpétisme (1). On conçoit que
les sécrétions de la muqueuse intestinale puissent être
troublées, sous cette influence diathésique, comme celles
de la peau, qui, tantôt sont exagérées ou perverties,
tantôt semblent suspendues. Le développement variqueux considérable des vaisseaux pharyngiens permet
de supposer que la rupture de l'un d'eux a pu être la
cause de l'hémorrhagie, ainsi que le docteur Green dit
en avoir vu des exemples.

DIX-HUITIÈME OBSERVATION. — *Hémoptysie.* — *Développement simultané de productions hétéromorphes dans
le tissu pulmonaire et d'angine glanduleuse.* — *Usage
des Eaux-Bonnes.* — *Guérison.*

J'ai parlé (p. 109) de la fréquence extrême de l'an-

(1) *Loc. cit.*, p. 365.

gine granuleuse chez les tuberculeux ; le plus souvent, le pharynx devient malade à une période avancée de la maladie, au contact des mucosités puriformes qui s'échappent de la cavité des bronches. Il n'en est pas toujours ainsi : dans l'observation suivante, les symptômes des deux affections éclatent en même temps. J'ai rapproché ce fait de ceux où l'angine est la lésion principale, *protopathique*, en tant que maladie de l'appareil respiratoire , secondaire toutefois comme expression de la diathèse herpétique, afin de compléter par un exemple la série des variétés morbides que j'ai groupées sous le nom d'*angine glanduleuse*. Cette observation emprunte d'ailleurs de l'intérêt au résultat remarquable de la médication sulfureuse.

M. L .., âgé de trente-trois ans, se rend aux Eaux-Bonnes dans les derniers jours de juin 1855. Son père est mort à soixante ans, d'une maladie des reins ; sa mère, qui a soixante-cinq ans, est devenue asthmatique à l'âge de trente ans, à la suite d'une pneumonie. Ses frères et sœurs jouissent d'une bonne santé. Sa famille compte de nombreux exemples de longévité.

Depuis sa jeunesse, M. L... est sujet aux angines, aux coryzas, aux bronchites, surtout à l'automne et au printemps. A quinze et à seize ans, il se rappelle avoir eu, vers le printemps, des épistaxis abondantes et prolongées. Il a toujours été maigre.

Vers sa vingt-cinquième année, à la suite d'excès de travail, il éprouva un sentiment de faiblesse générale et des douleurs interscapulaires : des amers, des toniques, un régime substantiel, firent disparaître ces symptômes.

Pendant plusieurs années, M. L... eut de fréquentes migraines et des douleurs névralgiques qui avaient leur siége principal dans l'oreille droite.

Il y a quatre mois, jouissant alors, en apparence, d'une santé excellente, il fit pendant trois jours de copieux repas, arrosés de vins et de liqueurs; vingt-quatre heures après ces écarts de régime, il sentit le besoin de tousser et rendit deux gorgées de sang. Le soir même ou le lendemain, il fut pris d'un coryza, auquel succéda de la toux accompagnée d'expectoration muqueuse.

Six semaines après, un médecin, à l'examen duquel il soumit sa poitrine, constata un peu moins de sonorité à l'*un* des sommets, sans que les souvenirs du malade lui permettent de préciser le côté déclaré suspect. Ce médecin prescrivit les toniques et l'iodure de fer. Ayant, quinze jours, suivi ce traitement, le malade vit reparaître une expectoration muqueuse teintée de sang ; douze sangsues lui furent appliquées à l'anus, coulèrent abondamment, et l'affaiblirent beaucoup. Au bout de cinq ou six jours, on revint à l'iodure de fer ; ses forces se relevèrent, mais la sécrétion muqueuse augmenta; elle était rejetée par exscréation, sans toux.

Vers le milieu d'avril, ayant subi l'impression du froid, il devint aphone. Au bout de huit jours il recouvra la voix, mais elle demeura couverte. Quatorze jours après, ayant été exposé au vent du nord, sa voix s'enroua de nouveau et ne tarda pas à s'éteindre complétement. Pendant deux jours, il lui fut impossible d'émettre aucun son, puis graduellement il retrouva cette faculté;

mais l'exercice de la parole provoquait immédiatement un sentiment de fatigue. Sa luette était enflammée ; la déglutition était douloureuse, surtout quand il cherchait à avaler sa salive.

Le 22 mai, M. L... eut pendant la nuit une légère hémoptysie ; on suspendit l'iodure de fer, on continua l'huile de foie de morue. Dans la nuit du 24, nouvelle expectoration de crachats sanguinolents, plus rouges, plus aérés que les précédents ; on administra des astringents et l'on appliqua un vésicatoire sur la poitrine. Pendant plusieurs jours, les crachats furent mêlés d'un sang brunâtre ; une sensation de dyspnée précédait l'expectoration et cessait aussitôt après. La toux était très rare, provoquée par le besoin d'expulser les crachats ou par un chatouillement à la gorge. Le plus souvent le malade pouvait la retenir.

Le 1ᵉʳ juin, toute trace de sang avait disparu dans les crachats ; le malade se trouvait bien, sa voix était moins couverte, l'expectoration avait un peu diminué. Au milieu de tous ces symptômes, son appétit s'était toujours soutenu.

Quand M. L... vint me trouver aux Eaux-Bonnes, son teint était pâle ; quelques boutons d'acné et des éphélides nombreuses se montraient sur sa figure. Ses forces avaient considérablement diminué, il avait un peu maigri ; son appétit était régulier, ses digestions étaient bonnes ; il éprouvait de la soif le soir, mais cette sensation lui était habituelle. Son pouls battait quatre-vingt-quatre fois par minute ; il me dit qu'ordinairement il n'avait que soixante-dix pulsations.

Le malade toussait peu, *hemmait* plus souvent; sa voix était un peu enrouée, il rendait une petite quantité de crachats muqueux. Il éprouvait un peu d'essouflement quand il marchait. La luette était verruqueuse, parsemée de points jaunâtres; sur le pharynx on observait quelques granulations discrètes, plus nombreuses vers la partie inférieure, entourées d'arborisations vasculaires. La percussion me fit constater une légère obscurité relative du son dans le tiers externe de la clavicule droite; le bruit respiratoire était rude dans la région scapulaire droite; une expiration rude et prolongée se faisait entendre au sommet de ce côté. Dans la région scapulo-rachidienne, on entendait quelques craquements secs.

Un cautère lui avait été appliqué dans la région susépineuse droite, d'après l'avis de M. le professeur Chomel. Je prescrivis deux quarts de verre seulement d'Eau-Bonne coupée avec une infusion béchique, et, immédiatement après la première dose, un pédiluve d'eau minérale. Avant chaque dose, le malade dut prendre une pilule d'extrait de jusquiame. Sous l'influence de ce traitement, une amélioration très notable ne tarda pas à se manifester. L'expectoration augmenta momentanément vers le sixième jour et diminua ensuite graduellement. Le malade engraissa rapidement, recouvra ses forces; l'oppression disparut presque complétement.

La quantité d'eau prise en boisson fut portée progressivement à trois verres, sans provoquer d'autres accidents qu'un peu d'agitation nocturne vers la fin de la cure.

J'appris que, dans son voyage de retour, M. L... avait senti de nouveau de la douleur de gorge accompagnée de *hem*, d'enrouement et de picotement laryngé ; mais ces symptômes se dissipèrent rapidement.

L'année suivante, M. L... revint aux Eaux-Bonnes ; il était gras, vigoureux, bien portant, n'avait pas toussé de l'hiver. L'oppression n'avait pas reparu ; cependant sa gorge était restée délicate, il éprouvait de temps en temps des enrouements passagers. Sa poitrine présentait une résonnance normale ; un peu d'expiration rude et prolongée au sommet droit en avant et en arrière, une inspiration un peu plus faible qu'à gauche, furent les seules nuances que je pus constater par l'auscultation. On voyait encore quelques glandules sur le pharynx : elles m'ont paru bien moins développées que l'année précédente. L'expectoration était réduite à quelques mucosités transparentes venant de la gorge. Le malade, pendant l'hiver, avait vaqué à ses occupations, souvent obligé à faire des excursions, par tous les temps, dans un pays froid et humide. Son rétablissement ne s'était pas démenti.

Réflexions. — Les phénomènes herpétiques qui existent chez ce malade, la précocité du développement granuleux, pourraient donner à penser qu'il n'y a eu que coïncidence entre l'angine et l'affection pulmonaire, et que la première doit rentrer dans la catégorie de celles que nous avons examinées jusqu'ici. L'enrouement, l'aphonie, le *hem*, l'expectoration muqueuse sont des phénomènes que nous avons trouvés dans l'angine herpétique, plus imputables, il est vrai, au siége du travail morbide qu'à sa nature spécifique (1). Le petit nombre des granulations pharyngiennes, rapproché de l'intensité des troubles fonctionnels, est un fait digne d'attention, et peut faire supposer l'intervention d'une autre condition pathogénique dans la production des phénomènes morbides. On peut admettre cependant, comme je l'ai dit plus haut, que le larynx soit quelquefois le foyer primitif et principal de la maladie qui, le plus souvent, commence par le pharynx.

L'action des Eaux-Bonnes a été prompte et décisive. Je fais la part cependant des autres moyens énergiques qui ont été employés concurremment.

(1) Si les granulations pharyngiennes ne se développent ordinairement qu'à une période avancée de la phthisie pulmonaire, les symptômes laryngés, l'enrouement, la toux gutturale, le *hem*, se montrent très souvent dès le début de cette maladie. Doit-on les attribuer à une propagation, par continuité, du travail congestif ou inflammatoire qui s'accomplit autour des productions hétéromorphes, et qui, s'étendant à la muqueuse bronchique, atteindrait le larynx dans sa marche ascendante ?

Cette explication peut être plausible, dans les cas où existent des phénomènes de catarrhe bien prononcés ; mais elle ne semble guère admissible, lorsque la toux est sèche, sans expectoration, ce qui est loin d'être rare au début de la tuberculisation. Y aurait-il alors une sorte de retentissement sympathique de l'irritation pulmonaire sur la muqueuse qui tapisse l'entrée des voies aériennes ? Cette supposition ne paraît pas invraisemblable : dans un très grand nombre de cas les malades rapportent les sensations pénibles qu'ils éprouvent à la région laryngée ; elle est en quelque sorte le foyer des irradiations sensitives qui accompagnent les altérations des organes respiratoires ; et suivant le vieil axiome de physiologie médicale, la stimulation peut produire la fluxion, *ubi stimulus, ibi fluxus.* Des faits analogues se reproduisent dans d'autres appareils organiques.

Je vais, pour terminer cette revue clinique, rapporter trois observations empruntées à l'ouvrage du docteur Green; elles justifieront, je pense, les critiques que je lui ai adressées. Il est difficile, après avoir lu ces faits, de ne pas demeurer convaincu que l'auteur a confondu, avec l'angine granuleuse, des affections qui en diffèrent essentiellement dans leur origine et dans leur nature.

Dix-neuvième observation (1). — *Ulcérations du pharynx et de l'épiglotte. — Traitement par les cautérisations et par le mercure. —Guérison.*

En janvier 1840, E. B...., âgé de trente-sept ans, marchand de cette cité, vint réclamer mes soins pour une affection ulcéreuse du pharynx et du larynx, consécutive à une inflammation chronique de ces organes.

Le sujet de cette observation était un homme *des plus respectables*, et qui n'avait jamais contracté de maladies syphilitiques.

Quand je me rendis auprès de lui, son affection remontait à plus de quatre années. Ayant commencé de la manière insidieuse qui a été décrite, elle avait fait des progrès considérables, avant qu'il songeât à réclamer les secours de la médecine ; à la fin, il se mit entre les mains de quelques médecins homœopathes de cette ville, et demeura pendant deux ou trois ans soumis à leur médication. Pendant ce temps, la maladie, comme de

______
(1) Tirée de l'ouvrage du docteur Green, p. 69.

juste, continua à faire des progrès, jusqu'à ce que les follicules pharyngiens fussent largement ulcérés. N'ayant pas encore perdu confiance dans l'homœopathie, cette rêverie fantastique (*fabric of a vision*), le malade visita Paris, et se mit sous la direction du fameux Hahnemann, qui le traita pendant trois ou quatre mois, mais avec aussi peu de succès que ses satellites de New-York. Découragé à la fin, et perdant la foi dans les prescriptions d'Hahnemann, il revint à New-York, et bientôt après se confia à mes soins.

Sa santé générale avait alors subi une grave altération, sans doute sous l'influence prolongée de la maladie locale. Tout le gosier, qui paraissait comme atrophié et d'un aspect caverneux (*cavernous appearance*), était couvert de follicules malades, dont quelques-uns, très volumineux et vasculaires, étaient remplis de matière tuberculeuse, tandis que d'autres s'étaient vidés de leur contenu, et étaient détruits par des ulcérations. La luette était allongée; on pouvait apercevoir derrière la langue l'épiglotte dressée, œdémateuse, et son pourtour dentelé par de petites ulcérations. En l'explorant avec le doigt, on sentait à sa base un ulcère large et profond, du côté de sa face laryngée.

La douleur perçue au niveau du larynx, l'irritation de sa cavité, la sensibilité développée par la pression du cartilage thyroïde, et la raucité de la voix, *démontraient* que l'ulcération s'étendait aux cordes vocales.

Le malade se plaignait d'une douleur obscure et d'une sensation de faiblesse derrière le sternum. Il y avait aussi de la toux, de l'émaciation, des douleurs erratiques dans la poitrine, et un ensemble de symptômes généraux qui pouvaient faire craindre la présence de tubercules dans le poumon, bien que l'examen attentif de la poitrine ne fît rien découvrir qui justifiât cette crainte. En tous cas, les bronches étaient le siége d'une vive irritation.

Je prescrivis au malade de prendre matin et soir une des pilules :

Extrait de ciguë, ...	4 gram.
Deutochlorure de mercure.	0,20 centigr.
Opium pulvérisé.	0,15 —

Mêlez pour 30 pilules.

L'iodure de potassium et l'extrait de salsepareille furent administrés largement, et des frictions irritantes furent faites sur la région rachidienne.

Sous l'influence de ces remèdes, les sécrétions du gosier et du larynx devinrent moins visqueuses, mais plus abondantes ; la luette, qui restait dans un état de relâchement. fut reséquée ; la gorge et la membrane pharyngienne furent largement cautérisées avec une solution concentrée d'azotate d'argent cristallisé. Cette médication topique fut répétée d'abord tous les deux jours , puis deux fois et finalement une seule fois par semaine, pendant une période d'un mois et demi à deux mois. Quand les ulcérations de la gorge furent cicatrisées , les follicules hypertrophiés disparurent ; et tout l'intérieur de la cavité pharyngienne, appréciable à la vue, parut tapissé par une membrane muqueuse saine. Néanmoins la douleur du larynx, la toux, la raucité de la voix persistaient. En examinant l'épiglotte, on sentait à la racine de ce cartilage, vers sa face laryngée, et au niveau de la glande épiglottique, un large et profond ulcère. Persuadé que la médication qui avait réussi à guérir les lésions développées au-dessus de l'épiglotte ne serait pas moins efficace si on l'appliquait aux parties situées au-dessous de ce cartilage et aux cordes vocales, je me déterminai à pénétrer dans le larynx et à tâcher d'attaquer le mal dans la cavité même de cet organe. En abaissant la langue du malade, on apercevait la face supérieure de l'épiglotte. Maintenant les parties dans cette position, je glissai derrière l'épiglotte une éponge fixée sur une tige de baleine, et imbibée de la solution caustique; après l'avoir ramenée en avant, je la plongeai directement en bas dans la cavité du larynx : cette opération provoqua un spasme momentané de la glotte qui comprima l'éponge, et répandit le liquide sur la surface malade. A cette application succéda l'expectoration d'une grande quantité de matières visqueuses, mucoso-purulentes; elle continua pendant le reste de la journée, et le lendemain M. E. B... éprouva une sensation de soulagement très prononcée.

Au bout de quelques jours, l'opération fut pratiquée avec une solution au quinzième. Répétant cette application de la même manière, et pendant un temps égal à celui qu'avait exigé la maladie du pharynx, j'eus la satisfaction de voir disparaître la raucité de la voix, tous les autres troubles des fonctions du larynx et du poumon; et mon malade fut rendu à une complète et vigoureuse santé.

Malgré la *respectabilité* de ce malade (*gentleman of the highest respectability*), et je suis loin de la mettre en doute, puisque le docteur Green la garantit, je suis très porté à croire que les pilules de sublimé n'ont pas eu la moindre part dans la guérison. M. E. B... affirme n'avoir jamais contracté la syphilis. Il peut en être convaincu; mais comment un médecin se contente-t-il d'une semblable affirmation pour asseoir son diagnostic? Qui ne connaît toutes les illusions des malades sur ce chapitre, sans parler de tous les motifs qui peuvent les porter à dissimuler la vérité? L'efficacité de la médication topique ne constitue nullement une objection à cette manière de voir; nous l'employons tous les jours avec succès dans les cas de cette nature : c'est même le traitement classique des plaques muqueuses. Il me paraît très probable que la maladie de M. E. B... était une angine syphilitique.

Vingtième observation (1). — *Symptômes de phthisie. — Hypertrophie de la luette et des amygdales. — Leur excision. — Cautérisations. — Guérison.*

E. G..., marchand de Boston, âgé de vingt-cinq ans, robuste et bien portant, contracta, au mois de mai 1842, un fort rhume qui lui laissa une toux sèche, pénible, de la douleur dans la poitrine, une légère dyspnée et d'autres symptômes d'une inflammation chronique des bronches.

(1) Docteur Green, p. 92.

Sous la direction d'un habile médecin, ces accidents se calmèrent, mais la toux ne cessa jamais entièrement, et ce malade fut atteint d'une angine chronique qui, augmentant et s'accompagnant d'autres symptômes défavorables, le contraignit à abandonner ses occupations pour se consacrer entièrement aux soins de sa santé. L'année suivante, il vint à New-York, et fut soumis à différentes méthodes de traitement sans obtenir aucun soulagement durable. Trois ou quatre mois avant ma visite, il s'était adressé à une des notabilités homœopathiques de cette ville ; il avait suivi ses conseils jusqu'au moment où je fus appelé, et trois jours avant ma visite, on lui avait assuré que sa gorge n'offrait plus trace de la maladie dont elle avait été le siége.

11 juin 1844.—État présent : Les symptômes extérieurs ou rationnels, manifestés par ce malade, sont ceux qui caractérisent une phthisie parvenue à un degré avancé. Il est pâle, très *émacié ;* sa physionomie a quelque chose d'anxieux et de hagard ; il a des sueurs nocturnes profuses, de la dyspnée, et une toux continuelle, fatigante, qui amène une abondante expectoration de matières mucoso-purulentes ; la voix est rude, rauque, et la déglutition est très difficile. La dyspnée augmente beaucoup dans le décubitus horizontal, et depuis plusieurs semaines, personne ne pouvait dormir dans sa chambre, à cause du ronflement stertoreux qu'il faisait entendre pendant son sommeil.

La gorge semblait entièrement remplie par les amygdales, énormément développées et ulcérées, entre lesquelles paraissait la luette, également hypertrophiée et enclavée comme une clef de voûte. La muqueuse du pharynx est complétement masquée par cette masse morbide, et l'on conçoit à peine comment la respiration ou la déglutition peuvent s'accomplir avec une pareille lésion. On conçoit encore moins comment un médecin avait pu affirmer qu'une gorge ainsi altérée était parfaitement saine.

L'examen de la poitrine ne fit pas constater d'autres signes que ceux qui révèlent l'existence d'un certain degré d'irritation bronchique. Mais il y avait dans la région laryngée une douleur qui était augmentée par la pression sur le cartilage thyroïde.

Je conseillai l'excision immédiate des amygdales et de la luette ; le malade y consentit, et l'opération ayant désobstrué l'isthme du gosier, on put voir la membrane muqueuse du pharynx injectée, ses follicules hypertrophiés et ulcérés, sur beaucoup de points de la paroi postérieure de cet organe.

13 juin.—Depuis l'opération, le malade a dormi tranquillement, et ce repos lui a apporté un grand soulagement ; le pharynx et la glotte furent cautérisés avec une solution, au douzième, d'azotate d'argent cristallisé. L'iodure de potassium fut administré à la dose de cinq grains, deux fois par jour, et pour la toux on prescrivit la mixture suivante :

Teinture d'acetosa racemosa (1)
— de sanguinaria . . . . } ââ. . . . 32 gram.

Sulfate de morphine. . . . . 0,20 centigr.

xxv à xxx gouttes, deux ou trois fois par jour.

(1) Cette plante, nommée aussi *Christophoriana americana* (po-

15 juin.—Nouvelle cautérisation de la muqueuse pharyngienne et de la partie supérieure du larynx ; mêmes prescriptions. Ce traitement, combiné avec des moyens généraux, fut continué jusqu'au 15 juillet. On abandonna alors la médication topique, et l'on recommanda au malade de se gargariser deux fois par jour avec la mixture :

Eau de rose . . . .   125 gram.
Nitrate d'argent . . . .   75 centigr.

A cette époque, la toux et les sueurs nocturnes avaient cessé ; toute douleur et irritation dans la gorge avaient disparu, et le malade gagnait à vue d'œil sous le rapport des forces et de l'embonpoint. Le 8 juillet, il partit pour la campagne, où il demeura jusqu'au 16 août, et revint alors dans cette ville en bonne santé.

L'auteur pense qu'il existait chez ce malade des dilatations bronchiques qu'on avait prises pour des cavités tuberculeuses. La persistance de la guérison prouve, suivant lui, qu'il n'y avait pas de tubercules.

Deux ans sont révolus, dit-il, depuis que le malade a cessé tout traitement ; il a traversé deux hivers rigoureux au milieu des occupations les plus actives, et son excellente santé ne s'est pas démentie. Le docteur Green ajoute dans une note qu'un de ses amis, le docteur Cox, ne trouve pas cette conclusion rigoureuse, et croit à la guérison possible des tubercules.

lyandrie monogynie de Linné), a des propriétés astringentes. — Il en est de même de la Sanguinaire, dont le nom botanique est *Polygonum aviculare* (octandrie trigynie), et qui est regardée comme hémostatique.

J'ai déjà (page 82) discuté la valeur de ce fait; je n'y reviendrai pas ici.

VINGT ET UNIÈME OBSERVATION. —*Symptômes de phthisie. — Excision de la luette. — Guérison.*

Le docteur Green (page 103) parle d'un malade affecté d'angine folliculeuse avec élongation de la luette, pas assez prononcée cependant pour en rendre, à première vue, l'excision nécessaire. Sous l'influence du traitement ordinaire, l'angine disparut ainsi que la raucité de la voix et les douleurs de la gorge. La membrane muqueuse reprit son aspect normal. Le malade regagna des forces, de l'embonpoint, et fut en état de vaquer à ses affaires; la toux cependant, au lieu de cesser, augmenta en dépit de tous les remèdes; elle s'accompagna au bout d'un certain temps d'une expectoration mucosopurulente; enfin le retour de la faiblesse, le développement de douleurs erratiques dans la poitrine et d'autres symptômes fâcheux firent craindre au malade et à ses amis l'existence d'une phthisie confirmée. Après différentes médications infructueuses, je proposai l'excision de la luette, qui, bien que modérément longue, était *évidemment* une source d'irritation; le malade y consentit, la luette fut coupée. Après cette opération, tous les phénomènes morbides disparurent, et, depuis lors, la guérison ne s'est pas démentie.

Ce fait rentrerait dans la catégorie de ceux qui ont été décrits par le docteur Stokes et que j'ai cités précédemment (page 78). J'en ai vainement cherché d'analogues dans les observations des auteurs français.

M. Green va jusqu'à prétendre que probablement, si l'on n'avait pas excisé la luette, il se serait développé une affection organique du poumon, qui aurait enlevé le malade (*which, ultimately, would have proved fatal*). Il rapporte à l'appui de cette assertion une observation qui ne me semble nullement pouvoir être interprétée en sa faveur, et d'ailleurs les réflexions qu'elle lui suggère reposent sur des données d'anatomie pathologique qui ne sont plus admises aujourd'hui.

RÉSUMÉ ET RÉFLEXIONS

SUR L'ENSEMBLE DE CES OBSERVATIONS.

En jetant un coup d'œil sur l'ensemble de ces observations, nous voyons dans quelques-unes l'angine glanduleuse, sous sa forme la plus simple, caractérisée par une altération de la voix, du *hem*, un peu de toux sèche par intervalles, et des crachats colloïdes, produit des glandules tuméfiées (obs. IV, VII, X, XI, XII, XIV, XVII). Dans d'autres se montre un élément catarrhal plus nettement dessiné (I, II, V, VI, IX, XII, XV, XVI). Dans quelques-unes, on observe des accès de toux et de suffocation qui rappellent les quintes de la coqueluche (I, II, V, IX, XVI) : tantôt ces accès surviennent plusieurs jours de suite, avec une extrême violence, pour disparaître et ne se reproduire qu'après un laps de temps plus ou moins éloigné (II) ; tantôt ils se répètent plusieurs fois chaque jour, pendant des semaines et des mois (I, V, IX, XVI), suivis quelquefois de l'expectoration de ces masses concrètes, dont je suis disposé à placer l'origine dans les ventricules du larynx (V, XVI).

Nous avons rapporté (XVII) un exemple d'hémoptysie sans lésion appréciable du parenchyme pulmonaire.

Dans les symptômes généraux, nous ne trouvons pas une moindre variété. La lésion des voies respiratoires

peut ne produire aucun retentissement sur les autres
appareils organiques (II, VI, VII, IX, X, XI, XVI); d'autres fois, ceux-ci manifestent des troubles fonctionnels
dont l'intensité est hors de proportion avec celle de l'affection locale qui semble en être le point de départ.
C'est un affaiblissement général (XI, XIII, XIV), qui doit
être plus souvent regardé, peut-être, comme une cause
prédisposante, ou un phénomène connexe que comme
un symptôme de l'angine. J'en dirai autant de cette
excitabilité nerveuse exagérée, observée chez quelques
malades (IV, XIV, XVII)). L'oppression (II, VIII, XII,
XIV, XVI), les douleurs cervicales, l'excitation fébrile
(XIV, XV) paraissent se rattacher plus directement à
l'affection de la muqueuse respiratoire. Les accidents
dyspeptiques me semblent une dépendance de la diathèse herpétique (IV, XI, XII, XV, XVIII).

Je ferai remarquer encore la fréquente coïncidence
avec cette maladie de la blépharite chronique (I, IV,
VII, IX, XI, XII, XIV, XVI), et des coryzas, qui, dans les
formes rémittentes, marquent ordinairement le début
des exacerbations (II, VII, XII, XIII, XV); le retentissement plus rare sur l'organe de l'ouïe (I, VIII); phénomènes dont les relations avec l'angine glanduleuse n'a-
vaient pas encore, je crois, été signalées.

Chez presque tous les malades, des manifestations dartreuses très prononcées précèdent le développement de
l'angine, qui quelquefois paraît les remplacer (I, V, VII,
IX). En même temps des douleurs rhumatoïdes se
montrent, chez le plus grand nombre (I, IV, VI, XII,
XIII, XV). Cette alliance presque constante des deux dia-

thèses éveille la pensée d'une connexion pathogénique
dont l'observation ne peut saisir le lien. L'herpétisme,
dans tous les cas, apparaît sur le premier plan et semble
avoir des rapports directs avec l'affection pharyngienne.
Ces rapports sont tels que, dans ma pensée, *l'angine
dartreuse* doit constituer une espèce nosologique distincte
des autres affections du pharynx et du larynx. Les granulations n'en constituent, pour moi, qu'un symptôme
très saillant, très important, mais secondaire. En effet,
nous avons vu dans l'observation (XI) la membrane muqueuse présenter une rougeur érythémateuse et une
surface à peine grenue, chez une malade éminemment dartreuse dont la face était couverte de pityriasis.
D'une autre part, comme je l'ai dit, les granulations
peuvent se développer en dehors de toute influence
herpétique (p. 97) par le seul fait d'une irritation chronique, peut-être sous l'action d'une autre diathèse. Je
ne doute pas qu'on ne trouve, plus tard, des différences caractéristiques, en rapport avec la diversité des
conditions pathogéniques, dans ces lésions que nous
réunissons sous un même nom, parce qu'elles nous présentent un phénomène commun : l'aspect granuleux.

Mais dans l'état actuel de la science, sous l'empire
des doctrines régnantes, les esprits sont peu disposés à
chercher les caractères distinctifs des maladies en dehors de leurs apparences extérieures, et j'ai cru devoir,
à l'exemple de mon savant maître, désigner cette affection par son phénomène le plus saisissable. Cependant
ma description a eu essentiellement pour objet l'angine
dont l'herpétisme paraît être la cause directe. J'ai indi-

qué à part les lésions glanduleuses du pharynx et du larynx qui semblent reconnaître une autre origine.

J'ai pensé qu'il n'était pas inutile d'appeler l'attention sur une maladie décrite, pour la première fois, par M. le professeur Chomel dans son enseignement clinique, et qui n'a encore été, en France, le sujet d'aucun travail spécial.

En étudiant les conditions pathogéniques de cette affection, je me suis efforcé de montrer combien il serait important de ramener sur le terrain de l'étude et de la discussion ces grandes questions des diathèses, trop délaissées de nos jours, qui cependant ouvrent à nos méditations de si vastes horizons, élèvent en les agrandissant les sujets de nos recherches et pourraient jeter de si vives lumières sur la pathologie comme sur la médecine pratique.

FIN.

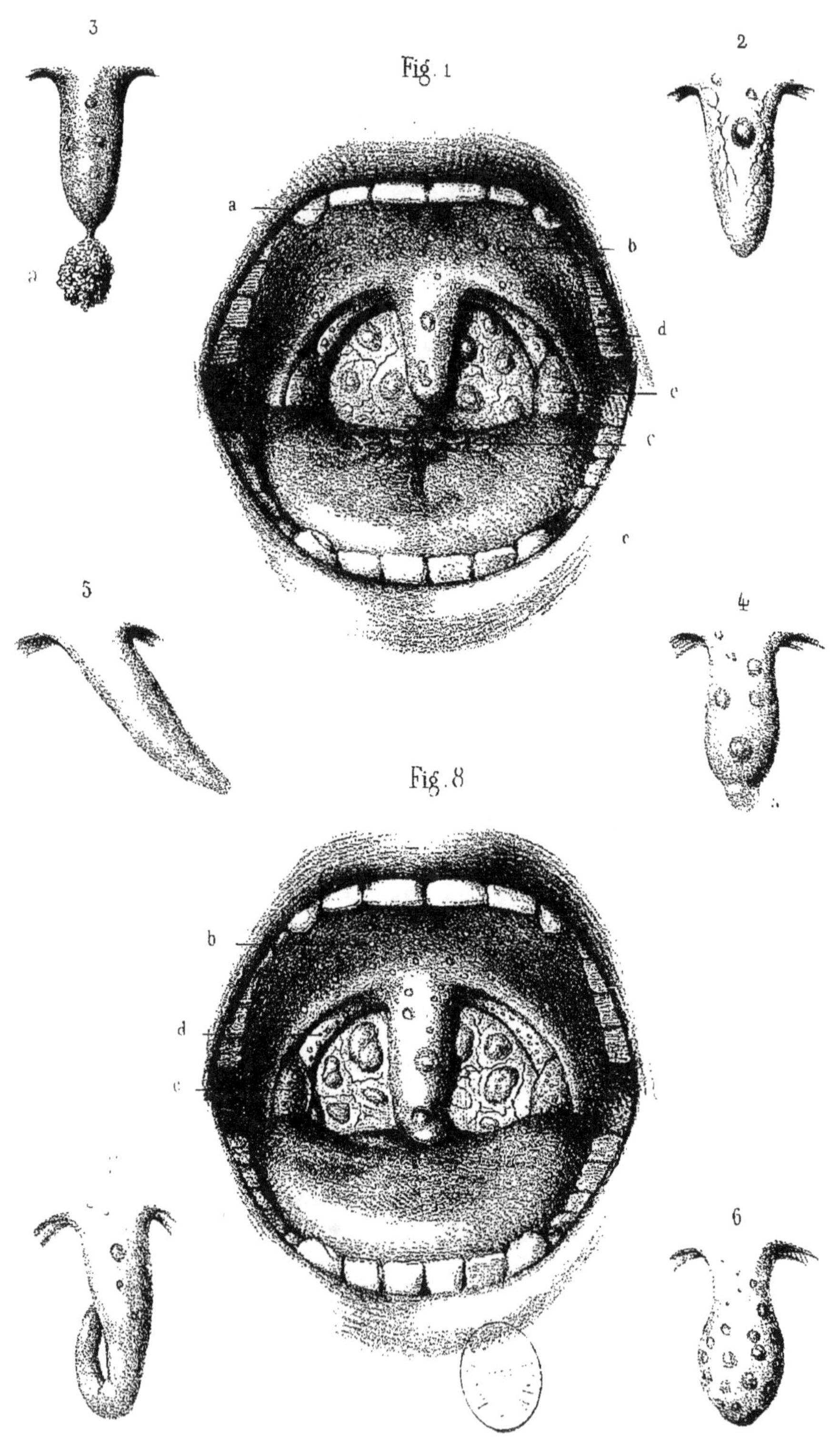

GUENEAU DE MUSSY. Angine glanduleuse
3
Fig. 1
2
a
b
d
e
c
5
4
Fig. 8
b
d
c
6
Liéveillé del
Imp. Lemercier, Paris
Publié par Victor Masson

EXPLICATION DE LA PLANCHE.

La figure 1 montre le pharynx parsemé de granulations volumineuses, dont la plupart ont au centre un point jaunâtre, correspondant à une petite collection de muco-pus. Leur base est entourée d'un réseau vasculaire qui fait saillie à la surface de la membrane muqueuse.

La luette a son volume normal, on y aperçoit quelques granulations de diverses dimensions.

a. Indique les dépressions d'Albinus, limite antérieure des granulations palatines (*b*).

c. Papilles du V lingual hypertrophiées.

d. Piliers antérieurs du voile du palais.

e. Tonsilles.

Figure 2. — Luette hypertrophiée granuleuse. Au milieu se montre une grosse granulation avec un point jaunâtre au centre ; deux capillaires dilatés s'étendent en décrivant des flexuosités de la base au sommet de l'organe, parallèlement à ses bords.

Figure 3. — Luette allongée et grenue, terminée par une tumeur pédiculée en forme de chou-fleur. M. le docteur Robin, qui a eu la bonté de faire l'examen de cette pièce, a constaté les particularités suivantes : la muqueuse est très épaissie, son épithélium a subi un développement considérable, les papilles surtout sont hypertrophiées ; elles ont une longueur d'un demi-millimètre à un millimètre, et une épaisseur d'un quart à un demi ; bifurquées ou trifurqués à leur sommet,

comme le sont normalement les papilles du pharynx, elles sont rappro-
chées les unes des autres et un peu cohérentes. Au-dessous de la muqueuse, on trouve des glandules dont les dimensions sont notablement
augmentées; il y a à la fois hypertrophie des glandules, et hypertrophie
de la membrane muqueuse.

Figure 4. — Luette infiltrée granuleuse; la sérosité accumulée dans
le cul-de-sac muqueux lui donne l'apparence d'une vésicule transparente.

Figure 5. — Luette hypertrophiée, oblique.

Figure 6. — Luette en massue, verruqueuse.

Figure 7. — Luette hypertrophiée, allongée, dont la pointe redressée
vient s'accoler à sa base.

Figure 8. — Les granulations pharyngiennes sont plus volumineuses
que dans la figure 4; quelques-unes paraissent lobulées. Le réseau vasculaire qui les entoure est très développé. La luette est hypertrophiée,
parsemée de granulations; elle balaye la base de la langue.

TABLE ALPHABÉTIQUE.

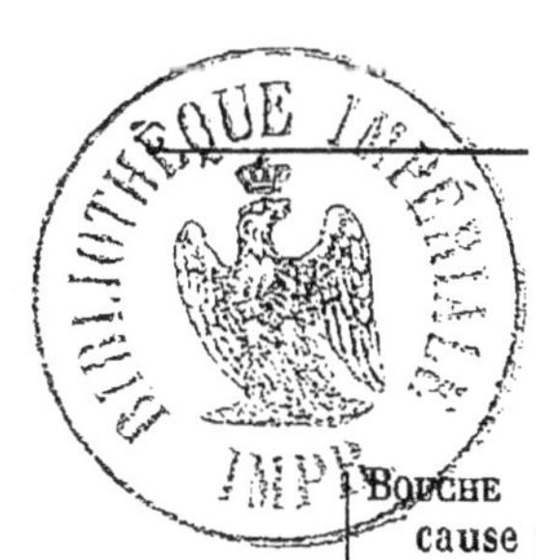